Odontología Orthomolecular

Miguel Guerrini
Miguel César Guerrini

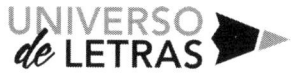

Odontología Orthomolecular
Miguel Guerrini y Miguel César Guerrini

Diseño de la cubierta: Equipo de diseño de Universo de Letras
Imagen de cubierta: ©Shutterstock.com

Obra publicada por el sello Universo de Letras de Grupo Planeta
www.universodeletras.com

Primera edición: 2024
España

ISBN: 9788419775993
ISBN eBook: 9788419776310

IMPRESO EN ESPAÑA – PRINTED IN SPAIN

... por la cultura!

Índice

Agradecimientos

Agradecemos infinitamente la posibilidad que nos ha dado la vida de poder escribir este libro como padre e hijo, donde hemos relacionado un profundo conocimiento de los procesos fisiopatológicos odontológicos con un vasto conocimiento orthomolecular, respaldado por más de 30 años de experiencia médica especializada y más de 10 años de experiencia odontológica para permitir la concreción de esta prima y novedosa obra. Agradecemos a **Federico Juan Mazza** por su asesoría en diseño y compaginación. Agradecemos a **Matías Mazza** por los sabios consejos y trabajo en conjunto, que resultaron de vital importancia para alcanzar los objetivos que nos habíamos trazado desde un principio. Ambos fueron fundamentales para alcanzar el salto a la editorial.

Introducción

La **Odontología Orthomolecular** nace de una profunda reflexión sobre la labor profesional del odontólogo, habida cuenta de los nuevos descubrimientos en el campo de la biología. A tales efectos recurrimos a una técnica de pensamiento conocida como *pensamiento de diseño* (*design thinking*), que se conoce popularmente como pensamiento lateral.

Este concepto es el que hemos desarrollado para poder brindarles a ustedes, nuestros lectores curiosos e inconformistas, los fundamentos de la **Odontología Orthomolecular**. Para avanzar en el campo de las ciencias, debemos hacernos algunas preguntas, que, sin ánimo de ofender, suelen ser un tanto incómodas de plantear. Lejos estamos de realizar juicios de valor personales y profesionales para con las distintas miradas posibles en el trabajo diario del profesional. Así y todo, la falta de respuestas clínicas a distintos eventos biológicos nos obligan a replantearnos determinadas realidades en nuestro proceder diario. Es así que el repensar la profesión desde sus bases nos permite el cuestionamiento que nos dará las respuestas ulteriores. Algunas de las preguntas básicas que surgieron fueron las siguientes:

—¿Qué ve el odontólogo cuando trata una patología bucodental?

—¿Logra ver más allá de lo clínicamente evidente y/o estudiado en la universidad?

—¿Está viendo sólo la patología bucodental de un paciente o acaso está viendo realmente a un paciente portador de una patología bucodental?

La pregunta que desde la **Odontología Orthomolecular** planteamos es si podemos prescindir, en el entorno psiconeurogastroendocrinológico del paciente, de su eventual patología odontológica. Este es el *leitmotiv* de todo pensamiento innovador: romper convenciones, cuestionar estándares y desarrollar la creatividad, tal como dicta nuestro hemisferio cerebral derecho. Existe una nueva biología totalmente integrativa, que nos expresa que las enfermedades son producto de las manifestaciones tardías, de cambios del equilibrio homeostático de las partículas (subatómicas) elementales: de los átomos y de sus respectivas moléculas.

El sustrato de todo proceso biológico se desarrolla
en el campo de la física cuántica, y las patologías
odontológicas no son la excepción a la regla

Para una mejor comprensión por parte del lector, el libro se ha dividido en cuatro partes:

En la **PARTE I** definimos el concepto de **Odontología Orthomolecular**, como así también la dinámica molecular relacionada con el *estrés oxidativo* y con los mecanismos de defensa con que cuenta nuestro organismo para contrarrestar los efectos deletéreos provocados por los *radicales libres*. Finalmente, encontrará un extenso capítulo para describir los procesos celulares, moleculares y atómicos que interactúan en todo proceso inflamatorio.

En la **PARTE II** hacemos referencia a nuestro microbioma intestinal, el cual se encuentra constituido por catorce billones de bacterias y es considerado el mayor órgano metabólico de nuestro cuerpo, denominado *segundo cerebro* o, simplemente, *cerebro intestinal*. También se hace una descripción detallada de nuestras bacterias benéficas o probióticas, de la disbiosis (verdadera enfermedad silenciosa), de las fibras prebióticas, de los *sinbióticos* y de los alimentos fermentados con mayor capacidad *sinbiótica*.

En la **PARTE III** plasmamos aquellas verdaderas herramientas con las que se trabaja en la **Odontología Orthomolecular**: los *nutricéuticos odontológicos*. Detallamos las características, las funciones y las aplicaciones odontológicas de cada uno de ellos, las dosis de uso odontológico, como así también describimos de qué formulaciones nutricéuticas forman parte. Si bien los nutricéuticos poseen múltiples funciones dentro de la biología en humanos, aquí sólo se detallarán aquellas que tengan incumbencia en la prevención y/o tratamiento de patologías odontológicas específicas.

La **PARTE IV** se refiere a la aplicación práctica de la **Odontología Orthomolecular**. Describimos los cuadros clínicos de variadas patologías bucodentales, acompañadas de la formulación nutricéutica orientada a la odontología y a su mecanismo de acción. No es objetivo de este libro que se memoricen, ni que se acepten de manera dogmática algunos de los conceptos aquí vertidos. Por el contrario, la razón del libro es empoderar y fortalecer a la profesión odontológica desde la mirada biológica integradora a través, en este caso, de la filosofía **Orthomolecular**.

La patología bucodental es una consecuencia biológica mucho más abarcativa a la clínica, y se encuentra relacionada de manera directa con los procesos disruptivos de la homeostasis molecular

Guerrini & Guerrini, 2024

PARTE I

Capítulo 1

Concepto de Odontología Orthomolecular

CATACTERÍSTICAS

La **Odontología Orthomolecular** es un eslabón más en la cadena evolutiva de las terapias odontológicas. Su función es restablecer el equilibrio molecular (homeostasis biológica) frente a un estrés oxidativo alterado a nivel celular.

Una de sus principales características es la **no administración de fármacos, drogas o medicamentos** en la prevención y/o tratamientos de las distintas patologías bucodentales. En su remplazo, **utiliza *nutricéuticos*,** que son **nutrientes naturales de efectos farmacéuticos.** Los *nutricéuticos odontológicos* son moléculas de aminoácidos, de vitaminas, de minerales, de enzimas y de antioxidantes en general, que deben ser administrados por vía oral en dosis absolutamente personalizadas, en consonancia con la patología a tratar.

Precisamente la palabra *ortho* proviene del griego y significa *lo justo, lo equilibrado*, y se refiere a *la administración de las moléculas de nutricéuticos justas* para volver a equilibrar el desorden oxidativo, que en definitiva es el sustrato molecular que lleva a la cronicidad a todo proceso patológico. Desde este punto de vista, la **Odontología Orthomolecular** tiene un rol altamente preventivo y complementa eficazmente el tratamiento convencional de la mayor parte de las patologías de consulta diaria. La **Odontología Orthomolecular** nos lleva a un abordaje absolutamente novedoso del paciente, incorporando una filosofía abarcadora, integral, holística, donde el origen mismo de la enfermedad reside en desequilibrios moleculares del entorno, no sólo intra/extracelular, sino también referidos al entorno socioambiental del paciente que acude a la consulta. De acuerdo con la rama de la ciencia relacionada con la *biología de sistemas* y de transducción de señales electromagnéticas, podemos decir que la **Odontología Orthomolecular** realza el concepto epigenético de las patologías bucodentales. Dicho esto, queda claro que no se trata de una terapia alternativa, sino que es perfectamente integradora con las prácticas y tratamientos habituales de la odontología convencional.

Este libro alberga el firme deseo de que los odontólogos exploren el fascinante mundo molecular que anida en cada una de las patologías de la especialidad y se anticipen a prevenirlas.

Capítulo 2

Oxidología y radicales libres

Paradoja del oxígeno
Incumbencias en la oxidología
Reacción de Fenton & Weiss
Respiración aeróbica
Cadena respiratoria mitocondrial
Concepto de radicales libres
R. Gerschman y las especies reactivas del oxígeno (ERO)
Estrés oxidativo
Daños causados por los radicales libres
Fuentes de producción de los radicales libres

PARADOJA DEL OXÍGENO

El oxígeno (O_2) es una molécula inerte a temperatura corporal. Resultan necesarias temperaturas más altas para que el oxígeno entre en combustión con otras moléculas. En el ser humano, todos los procesos metabólicos se producen aproximadamente a 37°C, gracias a lo cual el oxígeno libre no se activa, se mantiene estable.

Si bien el oxígeno atmosférico resulta imprescindible para la vida, en determinadas circunstancias (procesos de óxido/reducción) se puede transformar en un elemento altamente tóxico, capaz de producir un desequilibrio entre las sustancias oxidantes y las sustancias antioxidantes, a favor de las primeras. Estas dos facetas del oxígeno («buena» y «mala») se denomina en biología *La paradoja del oxígeno* y crea el sustrato fisiopatológico de drásticos cambios moleculares, que se engloban bajo el nombre de *estrés oxidativo*.

INCUMBENCIAS DE LA OXIDOLOGÍA

La oxidología es la ciencia que estudia las distintas variantes reactivas del oxígeno y sus mecanismos de producción. Se ocupa de modular procesos fisiológicos relacionados con el oxígeno, así como también de todos los aspectos moleculares referidos al *estrés oxidativo*.

MODULACIÓN DE LAS CONCENTRACIONES VARIABLES DEL OXÍGENO

Tanto la hiperoxia como la hipoxia pueden ser fuentes productoras de *radicales libres*. Mantener los niveles de normoxia es de vital importancia para el organismo. El premio Nobel de medicina y fisiología de 2019 fue otorgado a tres investigadores que estudiaron los mecanismos moleculares que las células utilizan para adaptarse a las concentraciones variables del oxígeno tisular. **Gregg L. Semenza** (EE. UU.) descubrió el Factor Inducido por Hipoxia (HIF), **William Kaelin Jr.** (EE. UU.) descubrió la proteína de Von Hippel Lindau, que bloquea el HIF, y **Sir Peter J. Ratcliffe** (UK) descubrió que en todo el organismo existen mecanismos moleculares que regulan las concentraciones variables del oxígeno tisular.

REACCIÓN DE FENTON & WEISS

La oxidología también se ocupa del estudio de las concentraciones de iones metálicos activos redox libres, tales como el mercurio, el hierro y el cobre, los cuales, al encontrarse en gran cantidad, son capaces de activar el oxígeno y provocar una cascada altamente dañina de *especies reactivas del oxígeno*, produciendo la *reacción de Fenton & Weiss,* la cual originará una superproducción de radicales libres hidroxilo, que son los que más daño celular causan. Fisiológicamente, el organismo bloquea esta exagerada cantidad de iones libres de distintas maneras. Tomamos como ejemplo el hecho de que existe una gran cantidad de hierro libre: el organismo toma parte de ese hierro libre y lo almacena en forma de ferritina y otra parte lo transporta, recurriendo a metaloproteínas (proteínas que poseen un ion metálico como cofactor), en este caso la hemoglobina.

RESPIRACIÓN AERÓBICA

La palabra «aeróbico» proviene del griego *aero*, aire, y *bico*, vida. Refiere al proceso por el cual el organismo transforma el oxígeno atmosférico en agua y energía.

Inspiramos aire por la nariz y el oxígeno pasa por las vías aéreas hasta llegar a los alvéolos pulmonares. Allí, la hemoglobina de los glóbulos rojos lo transporta a todas las células corporales. En el citoplasma celular contamos con las organelas indispensables para la vida, las *mitocondrias*, que extraen la energía contenida en los hidratos de carbono y en los lípidos provenientes de nuestra alimentación. Las moléculas de glucosa y de ácidos grasos penetran en la cadena respiratoria mitocondrial y donan sus electrones al oxígeno. El oxígeno mitocondrial no es dador de electrones, sólo recibe. Por lo cual las moléculas de glucosa y de ácidos grasos se oxidan y el oxígeno se reduce.

CADENA RESPIRATORIA MITOCONDRIAL

En las mitocondrias, las moléculas de glucosa y de ácidos grasos van pasando por una cinta transportadora, llamada cadena respiratoria mitocondrial. A medida que progresan, las moléculas van cediendo sus electrones (se van oxidando). El electrón cedido pasa de molécula en molécula y al final de la cadena encuentra al oxígeno y forma agua (H_2O). El oxígeno (O_2) no es productor de energía por sí mismo, sólo capta los electrones cedidos por las moléculas de glucosa y ácidos grasos. La diferencia de energía que el electrón tenía, por ejemplo, en la molécula de glucosa y la que tiene al unirse al oxígeno produce un gradiente favorable de energía que se almacena como ATP (adenosin trifosfato).

Una molécula de glucosa, al oxidarse en la cadena respiratoria mitocondrial, produce aproximadamente 30 moléculas de ATP.

En **Odontología Orthomolecular**, a este tipo de energía la llamamos *energía bioquímica*, para diferenciarla de la *energía electromagnética*, la cual modula la transducción de señales de la *biología de sistemas*.

Resulta muy importante tener en cuenta que la molécula de glucosa proviene del metabolismo del glucógeno (hidratos de carbono) y también del metabolismo de los ácidos grasos (lípidos), a partir del glicerol. Del metabolismo de la glucosa (glucólisis) se obtiene la molécula de piruvato. Todo este proceso sucede en el citoplasma celular (citosol).

La molécula de piruvato es esencial tanto para la respiración aeróbica como para la respiración anaeróbica.

La respiración aeróbica se produce en la mitocondria

La respiración anaeróbica es un residuo metabólico de obtención de energía de los organismos unicelulares y en nuestro organismo se produce por glucólisis del piruvato en el tejido muscular, dando por resultado la producción de 6 a 8 moléculas de ATP.

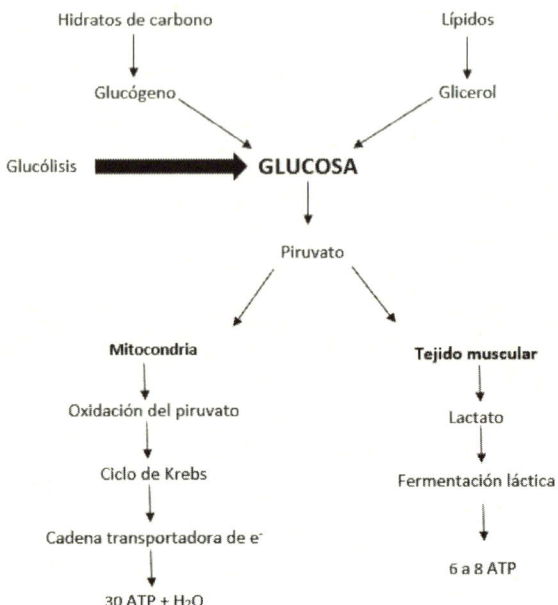

CONCEPTO DE RADICALES LIBRES

En su gran mayoría, las estructuras moleculares que forman las sustancias químicas conocidas contienen átomos con sus electrones apareados en su orbital más externo. Con esta configuración, la molécula se encuentra estable, es decir, presenta equilibro eléctrico y, por lo tanto, tiene capacidad reactiva (destructiva). Al contrario, cuando un átomo o molécula contiene en su último orbital un electrón impar, se convierte en un elemento altamente reactivo, denominado *radical libre*.

El *radical libre* es sumamente inestable y agresivo. Así, dada su naturaleza es que busca desesperadamente estabilizarse, captando un electrón de otras moléculas. Así es como logra estabilizarse, pero en consecuencia, la molécula que donó el electrón se convierte en un nuevo *radical libre*, perpetuando el proceso.

ESPECIES REACTIVAS DEL OXÍGENO (ERO)

En la cadena respiratoria mitocondrial (respiración aeróbica), aproximadamente el 1% del oxígeno mitocondrial no logra reducirse y se transforma en moléculas sumamente inestables y reactivas, conteniendo uno o más electrones que realizan su recorrido orbital externo de manera impar. Se los llamó especies reactivas del oxígeno (ERO) o, por su acrónimo en inglés, ROS. Su descubridora fue la bioquímica argentina **Rebeca Gerschman**, que en el año 1954 se encontraba realizando un trabajo de investigación en la universidad de Rochester (Nueva York) sobre el efecto de las radiaciones ionizantes en el ser humano, en el cual encontró similitudes con la acción que produce el oxígeno en concentraciones altas. Así identifica los ERO y es postulada al premio Nobel de medicina de la época. Entre las principales especies reactivas del oxígeno destacan: el radical libre superóxido (O_2^-), el peróxido de hidrógeno (H_2O_2), el radical libre hidroxilo (OH^-) y el oxígeno singulete ($^1O_2$).

RADICAL LIBRE SUPERÓXIDO (O_2^-)

Es una molécula de oxígeno que tiene un electrón de más. De esta manera se transforma en el más común de todos los radicales libres. Se forma en la mitocondria como residuo del metabolismo en la cadena respiratoria mitocondrial. Agrede principalmente a las membranas celulares, a la propia mitocondria (que le dio origen) y a los cromosomas. Fisiológicamente es rápidamente contenido por una enzima llamada superóxido dismutasa (SOD), que lo neutraliza formando peróxido de hidrógeno. La SOD necesita de la presencia adecuada de cobre, zinc y magnesio para su producción y funcionamiento.

PERÓXIDO DE HIDRÓGENO (H_2O_2)

Es llamado comúnmente «agua oxigenada». Es un radical libre residual formado por neutralización del anión superóxido con la enzima *superóxido dismutasa*.

Desde el punto de vista molecular no es estrictamente un radical libre, porque posee ocho electrones en su último orbital. Cuando el peróxido de hidrógeno se encuentra en altas concentraciones o cuando existe un exceso de iones libres de hierro, cobre y mercurio, se genera la *reacción de Fenton & Weiss,* que da lugar a la producción del más dañino de los radicales libres: el hidroxilo. El peróxido de hidrógeno se neutraliza con la enzima catalasa, con la glutatión peroxidasa y con ácido ascórbico (vitamina C). La enzima catalasa se activa en medio acuoso y la enzima glutatión peroxidasa en medio lipídico. Ambas enzimas antioxidantes transforman el peróxido de hidrógeno (H_2O_2) en agua (H_2O) y oxígeno (O_2).

La acción del peróxido de hidrógeno se relaciona con los con cuadros de *fatiga crónica,* envejecimiento prematuro, con daños a la molécula de ADN (carcinogénesis), con el cáncer de hígado, con lesión del endotelio arterial y oxidación de la molécula de colesterol de baja densidad (LDL), con la formación de la «célula espuma» y la consecuente placa ateromatosa. Con inflamaciones tanto agudas como crónicas en bronquios, piel, colon y articulaciones.

RADICAL LIBRE HIDROXILO (OH⁻)

Nace como consecuencia de un exceso de peróxido de hidrógeno no neutralizado en presencia de átomos libres de hierro, cobre y mercurio. También surge como consecuencia del ejercicio físico intenso. El hidroxilo es el más dañino de todos los radicales libres. Tarda tan sólo una milésima de segundo en robar un átomo de hidrógeno de moléculas cercanas, debido a lo cual presenta una altísima reproducción y resulta altamente lesivo para el tejido celular. En general, el radical libre hidroxilo no dispone de una enzima antioxidante específica que lo inactive, pero en determinadas circunstancias la enzima *metionina reductasa* puede bloquearlo. De todos los radicales libres es el que más afinidad posee con los ácidos grasos. Esto les provoca gravísimos daños mediante la peroxidación lipídica. Pensemos en las estructuras de las membranas celulares (de gran componente lipídico), en las membranas de las organelas y de los ácidos grasos poliinsaturados del cerebro, para hacernos una idea del poder deletéreo del *hidroxilo*.

OXÍGENO SINGULETE ($^1O_2$)

También llamado oxígeno simple. El O_2 es una molécula muy estable, pero al exponerse a los efectos de las radiaciones el enlace químico se rompe y el oxígeno simple resultante se transforma en *oxígeno singulete*, un peligroso radical libre que ataca a las articulaciones y al ojo humano. Debemos hacer la salvedad de que, tanto el peróxido de hidrógeno (H_2O_2) como el oxígeno singulete no son estrictamente verdaderos radicales libres, pues ambos carecen de electrones no apareados en su último orbital. Se lo relaciona con cuadros de artritis y con lesiones oculares tanto en el cristalino (cataratas) como en la retina (degeneración macular). Al igual que el radical libre hidroxilo, el oxígeno singulete no tiene una enzima antioxidante específica que lo inactive, aunque en determinadas circunstancias, tanto las moléculas de colesterol como las moléculas de betacarotenos (principalmente el licopeno), pueden bloquearlo y/o eliminarlo.

CONCEPTO DE ESTRÉS OXIDATIVO

Básicamente, un compuesto molecular se transformará en un radical libre si pierde un electrón (oxidación molecular), si gana un electrón (reducción molecular) o si se produce una fisión simétrica de los compuestos covalentes, donde cada fragmento retiene un electrón impar para sí, como ocurre en la lipoperoxidación. La vida media de un radical libre es sumamente fugaz. Su agresividad y su capacidad destructiva se produce en milésimas de segundo. Su vida media se representa en el tiempo que le lleva captar un electrón complementario para estabilizarse eléctricamente. El organismo, en orden de conservar y modular la homeostasis biológica, cuenta con un sistema enzimático antioxidante primario a los efectos de lograr que la producción fisiológica de radicales libres se mantenga dentro de concentraciones absolutamente tolerables. Resulta imprescindible que las defensas antioxidantes innatas primarias igualen a la cantidad de radicales libres que escapan de la cadena respiratoria mitocondrial u otras fuentes.

Se denomina *estrés oxidativo* celular al desequilibrio entre los sistemas formadores de radicales libres y el sistema enzimático antioxidante primario, a favor de los primeros.

Estrés oxidativo es sinónimo de lesión celular

Como hemos dicho anteriormente, en condiciones fisiológicas, el estrés oxidativo se encuentra regulado por los continuos procesos moleculares fisiológicos de oxidación/reducción. El organismo renueva diariamente sus células envejecidas y repone nuevos tejidos vitales. Asimismo, la normal producción de radicales libres cumple un papel preponderante en la regulación metabólica y en la lucha contra los patógenos, ya que los fagocitos se valen de los radicales libres para lograr su potente efecto bactericida en la lucha contra las infecciones.

*A partir de los 32 años, en el ser humano las defensas
antioxidantes primarias comienzan a declinar
y de ahí en adelante la producción de radicales
libres las supera gradual e irrevocablemente*

Comienza en ese entonces el proceso natural de envejecimiento celular que, sin previa prevención antioxidante consciente, dará origen muy probablemente a la aparición de enfermedades degenerativas crónicas tales como artritis, glaucoma, diabetes, *enfermedad de Parkinson*, *enfermedad de Alzheimer* o patologías oncológicas, entre otras.

DAÑOS MOLECULARES CAUSADOS POR RADICALES LIBRES

Los radicales libres dañan la membrana celular, el núcleo, el ADN, la molécula de colesterol de baja densidad, las mitocondrias, el lisosoma citoplasmático y las proteínas en general.

MEMBRANA CELULAR

Es una bicapa lipoproteica rica en ácidos grasos poliinsaturados (PUFAs). Su función es delimitar la célula y relacionarla con el medio externo. La membrana celular es una *estructura inteligente* que permite que la célula esté continuamente conectada con su entorno intra y extracelular y detecte tempranamente *desequilibrios moleculares* para poder corregirlos en tiempo y forma.

La *biología de sistemas* y la *biología de transducción de señales electromagnéticas* consideran a esta membrana como el verdadero cerebro de la célula. Los radicales libres y en especial el radical hidroxilo, producen una reacción destructiva en la membrana celular llamada *peroxidación lipídica*, la cual cambia la estructura molecular de forma irreversible y le impide cumplir sus funciones específicas. Debido al daño de la pared celular, los nutrientes no pueden ingresar y los productos finales del metabolismo no pueden expulsarse. Esta situación provoca que la célula no solo no pueda alimentarse, sino que además produzca una autointoxicación causada por los metabolitos que (por el daño celular) ya no pueden eliminarse. También se dañan las proteínas transmembrana de señalización y de transporte. Así es como, finalmente, los radicales libres logran que la célula quede desnutrida, desinformada e intoxicada.

La *peroxidación lipídica* que sufren los ácidos grasos poliinsaturados (PUFAs) es un proceso autosustentable, de ahí su gravedad y su cronicidad. Desde el punto de vista de la fisiopatología molecular, el proceso se produce a partir del metabolismo de las prostaglandinas (específicamente al formar prostaciclinas y tromboxanos), dando origen a moléculas intermedias del grupo de los malondialdehídos. Estos hacen diana en la doble ligadura del ácido araquinódico (altamente proinflamatorio) y el ciclo se retroalimenta, formándose más malondialdehídos.

NÚCLEO CELULAR Y ADN

La membrana nuclear, al igual que el resto de las membranas de las distintas organelas, tiene las mismas características de la pared celular y es así como los radicales libres (principalmente el hidroxilo) ejercen una profusa *peroxidación lipídica,* que puede comprometer incluso a la propia molécula de ADN. Existen muchas otras fuentes de radicales libres, aparte de las *especies reactivas del oxígeno,* que pueden atacar el ADN nuclear. Un ejemplo de ello es el tabaco, ya que con cada «*pitada*» de cigarrillo se producen 100.000 trillones de radicales libres, que pueden dañar el ADN nuclear y producir cáncer.

Siempre que el ADN nuclear es atacado, se está agrediendo el material genético que la célula utiliza para reproducirse. La agresión provoca destrucción o alteración de la información codificada que contiene en su interior. Se producen alteraciones moleculares de metilación y groseros errores de transcripción proteica.

Estos hechos explican la aparición de muchos procesos degenerativos crónicos, el envejecimiento patológico y patologías oncológicas

COLESTEROL DE BAJA DENSIDAD (LDL)

Cuando la molécula de colesterol de baja densidad (colesterol LDL) es atacada por el radical peróxido de hidrógeno (H_2O_2) o bien por el radical hidroxilo (OH^-), su estructura se altera y se convierte en una *célula espuma*. Estos radicales libres son generados por macrófagos y células musculares lisas de la pared arterial, constituyendo su accionar el inicio de la placa de ateroma.

MITOCONDRIAS

Los radicales libres también agreden a las mitocondrias, alterando funciones en la cadena respiratoria mitocondrial y provocándoles, principalmente, alteraciones en la producción de agua y energía.

LISOSOMAS

Los lisosomas son organelas que contienen moléculas enzimáticas alojadas en el citosol y se ocupan de digerir bacterias y otros productos que llegan a la célula por endocitosis. Albergan enzimas digestivas de distintos tipos, como las lipasas, glucosidasas, proteasas o nucleasas, entre otras. Por otro lado, también son recicladores naturales de distintas organelas citoplasmáticas.

Cuando un radical libre ataca la membrana lisosomática,
el contenido enzimático fagocita a su propia célula huésped

PROTEÍNAS

La *biología de sistemas* las considera «las máquinas de la vida». Nos brindan estructura e información y pueden nacer defectuosas por acción de los radicales libres sobre el ADN, pero también (los radicales libres) pueden dañar a las proteínas específicas como las del cristalino, el colágeno y la elastina, alterando su estructura molecular. Este tipo de alteración provocará distintos tipos de enfermedades crónico degenerativas, como también envejecimiento patológico.

PRINCIPALES FUENTES DE PRODUCCIÓN DE RADICALES LIBRES

- Fallas mitocondriales en la respiración celular aeróbica.
- Alteración en el metabolismo de los alimentos.
- Excesivo ejercicio físico.
- O_3 atmosférico como productor del radical libre superóxido.
- Procesos inflamatorios (agudos y crónicos).
- Humo de automóviles/ cigarrillos.
- Productos químicos.
- Exposición a radiaciones ionizantes.
- Polución atmosférica (óxido nítrico, monóxido de carbono, dióxido de azufre, tetracloruro de carbono).
- Xenobióticos (pesticidas, herbicidas, fungicidas).
- Sedentarismo y obesidad. Estrés psíquico y físico.
- Algunos medicamentos aumentan la formación de radicales libres (por ejemplo, la levotiroxina).

Especies reactivas del nitrógeno, donde el más importante es el peroxinitrito ($ONOO^-$). Se produce por acción del radical superóxido al oxidar la molécula de óxido nítrico.

Capítulo 3

Sistema antioxidante

Durante todo nuestro ciclo biológico de vida, se produce una lucha constante entre los radicales libres (principalmente las especies reactivas del oxígeno) y nuestro *sistema antioxidante*, que nos protege de los primeros.

Del resultado de ese balance dependerá nuestro estado de equilibrio salud/enfermedad y nuestro envejecimiento natural o patológico. También dependerán de él nuestros daños moleculares, los cuales pueden ser moderados (como en el caso de la apoptosis celular) o verdaderamente graves (como en el caso de la necrosis tisular por estrés oxidativo).

*La **Odontología Orthomolecular** previene y corrige el desequilibrio producido, ya sea por exceso de radicales libres o por déficit de antioxidantes, modulando el estrés oxidativo bucodental*

Ya hemos hablado extensamente de los radicales libres en el **capítulo 2**, por lo que ahora nos dedicaremos al sistema antioxidante.

La **Odontología Orthomolecular** cuenta con dos grandes recursos para paliar el daño oxidativo celular: por un lado el sistema enzimático antioxidante endógeno, el cual es innato a nuestro organismo, y por el otro, el aporte de una variada cantidad de nutricéuticos orthomoleculares que en el **capítulo 9** describiremos ampliamente.

SISTEMA ENZIMÁTICO ANTIOXIDANTE ENDÓGENO

El sistema enzimático antioxidante endógeno está constituido por *cinco enzimas* que el organismo produce para contrarrestar el efecto deletéreo del proceso oxidativo, el cual es provocado principalmente por moléculas reactivas del oxígeno y del nitrógeno. Estas moléculas reactivas conforman el denominado *estrés nitrooxidativo*.

Estas cinco enzimas son:
- Superóxido dismutasa (SOD)
- Catalasa (CAT)
- Glutatión peroxidasa (GPx)
- Glutatión reductasa (GTr)
- Glutatión transferasa (GSt)

SUPERÓXIDO DISMUTASA (SOD)

La enzima superóxido dismutasa lidera uno de los mecanismos fisiológicos más efectivos para inactivar la acción del radical libre superóxido (O_2^-) y crear peróxido de hidrógeno (H_2O_2) y oxígeno (O_2). También la superóxido dismutasa resulta muy eficaz para combatir una especie reactiva del nitrógeno, denominada peroxinitrito ($ONOO^-$).

En nuestro cuerpo existen dos tipos de SOD: la superóxido dismutasa plasmática, que necesita de la presencia de zinc y de cobre como cofactores (SOD-Cu/Zn), y la superóxido dismutasa mitocondrial, que presenta como cofactor al manganeso (SOD-Mn). La **Odontología Orthomolecular** toma muy en cuenta la función de estos cofactores y los incluye como nutricéuticos capaces de estimular la capacidad antioxidante del organismo.

CATALASA (CAT)

La enzima catalasa tiene como función principal convertir al peróxido de hidrógeno en agua y para ello interactúa con dos moléculas de peróxido de hidrógeno (H_2O_2), produciendo dos moléculas de agua (H_2O) y una molécula de oxígeno (O_2). De esta manera impide la formación de los radicales libres hidroxilo y oxígeno singulete que, como hemos mencionado anteriormente, son altamente dañinos.

Si bien la enzima catalasa posee gran capacidad para destruir al peróxido de hidrógeno, su afinidad es baja. Por tal razón requiere gran cantidad de sustrato (H_2O_2) para activarse. La suplementación con nutricéuticos de metionina ha demostrado aumentar la actividad antioxidante de la catalasa.

GLUTATIÓN PEROXIDASA (GPx)

Las moléculas de peróxido de hidrógeno que han podido escapar a la acción antioxidante de la catalasa son bloqueadas y transformadas en agua por acción de la glutatión peroxidasa. La glutatión peroxidasa utiliza como cofactor al selenio (Se), es decir, que es una enzima selenio dependiente.

La disminución de la concentración orgánica de este nutricéutico ralentiza la acción oxidante de la GPx. En la actualidad existen más de siete tipos de glutatión peroxidasas, pero las más estudiadas son aquellas que se ubican a nivel plasmático (GPx plasmática), las que se encuentran a nivel intracelular (GPx celular) y las que se encuentran protegiendo membranas fosfolipídicas (GPx Ph).

GLUTATIÓN REDUCTASA (GTr)

La glutatión reductasa (GTr) necesita de la presencia de tres aminoácidos para poder funcionar plenamente: glutamato, cisteína y glicina. Estos tres nutricéuticos se encuentran en casi todas las células de nuestro organismo y forman la molécula de glutatión.

La glutatión reductasa toma como sustrato al glutatión oxidado (GSSG) y lo reduce a glutatión reducido (GSH). La relación GSSG/GSH intracelular modula el balance oxidativo. La glutatión reductasa también es antioxidante de las vitaminas E y C, siendo además un eficiente reciclador de la enzima glutatión peroxidasa (GTx).

GLUTATIÓN TRANSFERASA (GTt)

Se comporta de manera similar y a la vez complementaria de la enzima glutatión reductasa (GTr). Actúa sobre el mismo sustrato (glutatión oxidado) y logra su reducción en glutatión reducido, impidiendo la peroxidación lipídica provocada por el radical libre peróxido de hidrógeno. Necesita, al igual que la GTr, cantidades adecuadas de glutamato, cisteína y glicina para adquirir toda su potencia antioxidante. Dado que los radicales libres se reproducen incesantemente en nuestro organismo, resulta imprescindible el aporte exógeno de *nutricéuticos orthomoleculares* para que vigoricen el sistema antioxidante endógeno.

Capítulo 4

Modulación orthomolecular de la inflamación

En nuestros estudios iniciales como estudiantes de odontología nos acercamos al concepto de *inflamación* como una respuesta de carácter protector, regenerativo y fundamentalmente reparador del organismo frente a distintas noxas: traumatismos, cirugías, quemaduras, irritación por diversos agentes tóxicos, presencia de agentes infecciosos, etc.

El pensar en un proceso inflamatorio nos llevaba automáticamente a la *tétrada de Celsius,* expuesta en el siglo I a. C. (tumor, rubor, calor y dolor)

En este capítulo queremos hablarles de los procesos celulares moleculares y atómicos que actúan en todo cuadro inflamatorio. También queremos describir cómo interactúan las moléculas entre sí, cómo se altera la homeostasis molecular durante la inflamación, cómo este equilibrio se restablece o no se restablece, en cuyo caso el proceso inflamatorio se autoperpetúa o se cronifica. También hay que resaltar qué proteínas de señalización se activan, qué redes de señalización se involucran, cómo funcionan las señales de transcripción y, en síntesis, tener un panorama de cómo dialogan entre sí las moléculas durante el proceso inflamatorio. Todo lo que describiremos a continuación (células y mediadores) es parte de lo que actualmente llamamos *biología de sistemas*, donde todo acontece mediado y modulado por señales electromagnéticas de infoenergía (información). Los actores aquí involucrados pueden tomar distintas vías de señalización, de acuerdo a la polaridad de los aminoácidos terminales de las proteínas comprometidas, y dicha polaridad varía constantemente según el pH (ácido/alcalino) de su entorno. Esa es la razón por la cual una determinada molécula en un cierto entorno puede actuar como agonista y en otro entorno actuará como antagonista. Hoy día se considera que la matriz inflamatoria subyace en todo tipo de patologías crónicas y especialmente en los procesos degenerativos crónicos, tales como artritis, artrosis, glaucoma, diabetes, *enfermedad de Alzheimer, enfermedad de Parkinson*, asma, colitis ulcerosa, *enfermedad de Crohn*, fibrosis quística y cáncer, entre otras. El objetivo de este capítulo no es que memoricen o que recuerden cada una de las decenas de moléculas participantes en la inflamación, sino por el contrario, nuestra idea principal aquí es que comiencen a pensar en la biología de la inflamación como un comportamiento de átomos y de fuerzas electromagnéticas.

Si dos átomos se unen para formar una molécula,
eso es electromagnetismo. Toda la química es
electromagnetismo. La biología es electromagnetismo!

Desde la visión orthomolecular, la inflamación se activa cuando se produce una disrupción de la homeostasis de un sistema biológico. El fenómeno inflamatorio se ha conservado a lo largo de toda la evolución; *ergo* su existencia es de vital importancia. En general, los procesos inflamatorios son fundamentalmente reparadores y fisiológicos, pero se vuelven patológicos cuando se perpetúan en el tiempo o cuando su reacción resulta exagerada.

Es precisamente en este último caso donde aparecen nuevos actores, provenientes del campo de la inmunidad, provocando que un proceso, inicialmente inflamatorio «puro» se convierta en una patología inmunoinflamatoria.

En toda inflamación encontramos dos componentes: los actores celulares y los mediadores moleculares.

ACTORES CELULARES

- Fagocitos mononucleares: monocitos y macrófagos.
- Granulocitos: neutrófilos, basófilos y mastocitos.
- Plaquetas activadas.
- Células linfoides: linfocitos B y linfocitos T.
- Células endoteliales activadas y moléculas de adhesión.
- Células del tejido conectivo: fibroblastos y macrófagos.

En toda inflamación tenemos tres tejidos comprometidos:
- Tejido hematopoyético.
- Tejido endotelial.
- Tejido conectivo.

PRINCIPALES MEDIADORES MOLECULARES DE LA INFLAMACIÓN

- Sistema plasmático y sistema mediado por células.
- Mastositos.
- Eicosanoides.
- Citoquinas.
- Especies reactivas del oxígeno y del nitrógeno (**capítulo 2**)

CARACTERÍSTICAS DEL
SISTEMA PLASMÁTICO

El sistema plasmático incluye a su vez otros cuatro sistemas:
* Sistema de coagulación.
* Sistema fibrinolítico.
* Sistema de quininas.
* Sistema del complemento.

SISTEMA DE COAGULACIÓN Y
SISTEMA FIBRINOLÍTICO

Existe toda una modulación molecular para mantener la homeostasis de la sangre en estado líquido, pero en determinadas condiciones puede variar de su estado físico al estado de gel. Ello se logra cuando el fibrinógeno se transforma en una red de fibrina y sienta las bases del futuro trombo plaquetario antihemorrágico.

SISTEMA DE QUININAS

El sistema de quininas comprende una serie de moléculas en la que nos encontramos con la bradiquinina, calidina, calicreína (tanto tisular como plasmática) y la enzima convertidora de angiotensina-2 (ACE2). Esta última comparte el mismo receptor que el SARS Cov2.

Las quininas tienen distintas funciones: algunas activan factores de coagulación, otras dilatan la luz vascular para aumentar el aporte sanguíneo local, otras contraen el músculo liso para evitar la difusión del agente proinflamatorio y otras son específicamente moduladoras de la presión arterial.

SISTE_A DEL CO_PLE_ENTO

El sistema del complemento es un conjunto de aproximadamente veinte proteínas cuyo objetivo es formar grandes complejos moleculares para reconocer y destruir patógenos. *Es básicamente una respuesta inmunológica.*

Si el sistema del complemento no logra eliminar el agente patógeno se puede generar un estado de anafilaxia, inducción a la inflamación o bien aumento del flujo molecular a la zona afectada.

SISTEMA MEDIADO POR CÉLULAS ENDOTELIALES

Participan en todo el proceso inflamatorio. Producen mediadores de la vasodilatación como, por ejemplo, caderinas, integrinas, selectinas y las superfamilias de las inmunoglobulinas: ICAM 1/2/3, PE- CAM-1 y demás.

MASTOSITOS

Representados por basófilos y plaquetas, que al activarse liberan moléculas vasodilatadoras que aumentan la permeabilidad vascular (histamina y serotonina).

EICOSANOIDES

Son moléculas lipídicas esenciales, constituidas por veinte átomos de carbono, que se forman a partir de la oxidación de ácidos grasos poliinsaturados, principalmente pertenecientes a la familia de los omega 6. Los ácidos precursores de los eicosanoides se denominan ácidos eicosanoicos y comprenden tres tipos de moléculas: el ácido gamma-linolénico (GLA), el ácido araquidónico (AA) y el ácido eicosaplentanoico (EPA).

El GLA y el AA pertenecen al grupo de
la familia omega 6 mientras que el EPA
pertenece al grupo de la familia omega 3

Desde el punto de vista proinflamatorio, el precursor que más nos interesa es el ácido araquidónico (AA) ya que es el mayor precursor de eucosanoides y es el más abundante en el organismo. Se sintetiza a partir del ácido linoleico y se acumula en las membranas celulares (porción lipídica). Cuando se produce algún tipo de injuria celular, se activa la interleukina 1 (IL1) de los macrófagos y esta, a su vez, activa la fosfolipasa A2, que extrae el AA de la membrana celular. El AA activado es sometido a la acción de dos enzimas: lipooxigenasa, productora de leucotrienos (LT4) y ciclooxigenasa (COX), productora de prostaglandinas de la serie 2 y tromboxanos (tromboxina A2).

Existen dos tipos de COX:
COX1: constitutiva, benéfica, productora de prostaglandina I2(PGI2) y responsable del moco intestinal.
COX2: inductiva. Activada sólo por injuria celular. Productora de prostaglandina E2 (PGE2), relacionada con el dolor, la fiebre y la actividad proinflamatoria.

Del metabolismo del AA se obtienen eicosanoides proinflamatorios promotores de la agregación plaquetaria, vasoconstricción, proliferación celular, respuesta inmunitaria y el incremento de la transmisión del dolor mientras que del metabolismo del EPA se obtienen eicosanoides antinflamatorios. Estos inhiben la agregación plaquetaria, promueven la vasodilatación, inhiben la proliferación celular, estimulan la respuesta inmunitaria y disminuyen la transmisión del dolor.

CITOQUINAS

Son los agentes responsables de la comunicación intercelular. Inducen la activación de receptores específicos de membrana, modulan funciones de proliferación y diferenciación celular, de quimiotaxis, de crecimiento y de la secreción de inmunoglobulinas. Son producidas principalmente por los linfocitos y los macrófagos activados, por leucocitos polimorfonucleares (PMN), por células endoteliales, por adipocitos, por miocitos y por el tejido conjuntivo. Dentro del sistema inmune natural, los macrófagos resultan ser los mayores productores de citoquinas. Dentro del sistema inmune específico, son los linfocitos T los mayores productores de citoquinas. Se han producido importantes avances en el conocimiento de la ruta por la cual la molécula de citoquina se une al receptor de la célula diana, provocando la activación de la transcripción genética, cuyos productos serán los responsables de los efectos de dicha citoquina.

Existen distintos tipos de citoquinas

- Interleukinas (IL): IL-1 hasta IL-18.
- Interferones (IFN): IFN-alfa, IFN-beta, IFN-gamma.
- Factores de Necrosis Tisular (TNF): TNF-alfa, TNF-beta.
- Factores de Crecimiento (GF): EGF, HGF.
- Factores Estimuladores de Colonias (CSF): M-CSF, G-CSF, GM-CSF.
- Quimiocinas (RANTES): MCP-1, MIP-1alfa.

Desde el punto de vista del proceso inflamatorio, encontramos citoquinas proinflamatorias y también tenemos citoquinas antiinflamatorias, siendo predominantes las primeras.

Citoquinas *proinflamatorias*

- Interleukina-1 (IL-1): aumenta el flujo sanguíneo local, aumenta la fiebre y provoca gran incremento de las moléculas de adhesión.
- Factor de Necrosis Tumoral Alfa (TNFalfa): aumenta la expresión de las moléculas de adhesión, facilita la expresión de la interleukina-1 y del cuadro febril.
- Interleukina-6 (IL-6): facilita la diferenciación de los monocitos, incrementa el número de plaquetas en la fase aguda de la inflamación.
- Interleukina-8 (IL-8): potente quimiotáctico de neutrófilos.
- Interleukina-2 (IL-2): es secretada en grandes cantidades por los linfocitos T, las células NK (Natural Killer) y por las células dendríticas (una vez que se activan, al reconocer un agente potencialmente dañino para el organismo). También resulta ser una citoquina esencial para la diferenciación de los linfocitos T de memoria y los modula para evitar que se descontrole su respuesta.
- Interleukina-3 (IL-3): facilita la proliferación de mastocitos y su liberación de histamina.
- Interleukina-12 (IL-12): es una importante citoquina proinflamatoria producida por los monocitos, macrófagos y otras moléculas presentadoras de antígenos. Activa a los linfocitos T, colaboradores de tipo I. Estimula la producción y citotoxicidad de las células NK, de las células y del interferón.
- Interferón gamma (IFN-gamma): se ocupa de activar macrófagos, logrando el aumento de su capacidad fagocitaria, tanto en las respuestas inmunitarias innatas como en las respuestas inmunitarias adaptativas.

Citoquina antiinflamatoria

Interleukina-4 (IL-4): es sintetizada por los linfocitos T colaboradores, basófilos y mastocitos. Actúa como molécula antiinflamatoria al bloquear la síntesis de la IL-2, del TNF-alfa, de la IL-6 y de la proteína inflamatoria del macrófago.

PARTE II

Capítulo 5

Microbioma

DEFINICIÓN

Actualmente se denomina microbioma o microbiota al conjunto de organismos vivos que cohabitan en nuestro cuerpo. El microbioma está constituido por todas las bacterias, todos los virus, todos los hongos, todas las levaduras, todos los protozoarios, todos los helmintos y todos sus genes juntos. Este se esparce por toda nuestra piel y por todos los recovecos de nuestro cuerpo. Donde hay una mucosa, ya sea bucal, digestiva, pulmonar, genitourinaria o de cualquier otra región, hay un microbioma específico. El mayor microbioma lo presentamos en el aparato digestivo, del cual poco se encuentra en el estómago, algo más en el intestino delgado y es muy abundante en el colon intestinal (el colon posee un 99% del microbioma intestinal).

ORIGEN

Nacemos microbiológicamente estériles. Desde el alumbramiento nos convertimos en «recolectores de microorganismos» y desde el embarazo nuestra madre se prepara para nutrirnos de microbios que nos ayudarán en nuestra salud. Un ejemplo de lo anterior, sucede con el crecimiento de las mamas en la mujer embarazada y su producción de ácido láctico, el cual es de origen bacteriano. Antiguamente se creía hormonal, hoy esa afirmación es errónea. Somos tan ávidos recolectores que ya al cumplir tres años tenemos diez bacterias por cada célula humana

Somos un 10% «humanos» y un 90% «bacterianos»

Si nacemos por parto natural, la flora vaginal y las heces maternas nos darán colonización microbiana, proveyéndonos de inmunidad inmediata. Si nacemos por cesárea, serán las manos de la partera, el ambiente de la sala de parto y todo el entorno externo los que se conviertan en nuestros primeros proveedores de colonias microbianas. Niños nacidos por cesárea tienen más posibilidades de sufrir asma y cuadros alérgicos. Los niños alimentados con biberón y no con leche materna tienen más posibilidades de sufrir trastornos inmunitarios y de sobrepeso. Por ello, es que el aporte del microbioma materno es fundamental. Las primeras bacterias colonizadoras del niño realizan tres acciones muy importantes: producen ácido láctico para aumentar la acidez del medio y destruir patógenos. Estimulan el incipiente sistema inmunitario del bebé. Se dirigen al colon y eliminan el oxígeno para crear un medio anaeróbico propicio, que permita establecer a las bacterias de mayor jerarquía. Entre los tres y siete años de vida, el microbioma intestinal del niño alcanza la madurez.

CARACTERÍSTICAS DEL MICROBIOMA INTESTINAL

Tiene cien billones de bacterias (1×10^{14}) y pesa aproximadamente unos 2 kilos. Posee entre ocho y nueve millones de genes, mientras que el ser humano posee tan sólo 23.000 genes. Realiza la mayor actividad metabólica del organismo, compitiendo y superando al propio hígado. Se lo considera un órgano en sí mismo. Modula nuestra epigenética (nuestro entorno interior y exterior). Debe modular 23.000 genes humanos y 9 millones de genes bacterianos.

De dicha modulación compartida depende
nuestra salud, lo que somos y lo que pensamos

HUELLA MICROBIANA INTESTINAL

Cada persona posee un microbioma intestinal único, cambiante y modificable. Es tan individual como el ADN y por ello se lo llama *huella microbiana intestinal*. Mientras no se conozcan nuevos microorganismos de este verdadero zoológico intestinal, podemos clasificar a cada individuo con su enterotipo correspondiente.

Tu enterotipo es tu huella microbiana

Hasta la fecha conocemos tres enterotipos:
* Enterotipo «A», con preponderancia de Bacteroides.
* Enterotipo «B», con preponderancia de Firmicutes.
* Enterotipo «C», con preponderancia de Ruminococos.

COMPOSICIÓN DEL MICROBIOMA INTESTINAL

El 90% está constituido por bacterias y el 10% restante está constituido por virus, hongos, levaduras, protozoos y helmintos. Un 20% de sus bacterias son patógenas, un 30% lo son benéficas (también llamadas saludables o probióticas) y un 50% intermedias o indefinidas. De acuerdo con el entorno que las rodea (amigable o tóxico), se podrán pasar de un bando a otro. Es precisamente en este 50% de bacterias indefinidas donde los *nutricéuticos* de la **Odontología Orthomolecular** deben actuar. Deben procurar estimular la conversión de este grupo indefinido en bacterias probióticas saludables y así aumentar el segmento *benéfico*. Las principales bacterias benéficas de nuestro microbioma intestinal son los lactobacilos (dominantes en el intestino delgado) y las bifidobacterias (dominantes en el colon).

FUNCIÓN DE LAS BACTERIAS INTESTINALES

- Convierten los azúcares en ácidos grasos de cadena corta para producir energía.
- Expulsan patógenos y digieren nutrientes.
- Mantienen el pH y el revestimiento intestinal.
- Metabolizan medicamentos.
- Modulan genes y el sistema inmunitario.
- Influyen en patologías oncológicas (fusobacterias).
- Producen enzimas digestivas.
- Sintetizan vitaminas, hormonas y neurotransmisores.
- Determinan los grupos sanguíneos.

BACTERIAS INTESTINALES Y GENES

Los genes son planes. Es un proyecto que puede expresarse o no. Los genes son posibilidades. Los genes humanos no tienen instrucciones (planes/proyectos) para metabolizar los hidratos de carbono, como tampoco para eliminar los productos tóxicos por detoxificación enzimática. La detoxificación enzimática es un proceso donde interviene un extenso grupo de treinta a cincuenta enzimas y a veces más aún. Las mismas están encargadas de neutralizar sustancias tóxicas para el organismo, destruyéndolas inmediatamente o bien neutralizarlas y transportarlas al hígado para su futura eliminación. Las bacterias intestinales aportan genes provida, pero también activan o desactivan genes humanos. Los seres humanos tenemos 23.000 genes. Las bacterias intestinales, entre 8 y 9 millones de genes. Actúan como verdaderos actores epigenéticos. Deciden si vas a manifestar o no una enfermedad a la cual tienes una predisposición genética. Una enfermedad hereditaria no siempre afecta igual a hermanos gemelos, cada uno tiene un microbioma único y diferente.

GENES DEL MICROBIOMA
Y EMOCIONES

El sistema nervioso central (SNC) y el sistema nervioso entérico se hallan conectados por el nervio vago. Las alteraciones del microbioma que provocan cuadros de estreñimiento, diarreas e inflamación intestinal, llevan información por vía vagal al sistema nervioso central. Una parte de la información va a la región de la ínsula cerebral (dolor), mientras que otra al sistema límbico (emociones), otra al hipocampo (memoria) y otra al área amigdalina (miedo). En otras ocasiones, las alteraciones del microbioma son de una jerarquía menor y en tal caso el sistema nervioso entérico decide *no* informar al sistema nervioso central (SNC). Es el sistema nervioso entérico (SNE) el que decide qué informar y qué no. Su *inteligencia* decide qué es importante y qué no lo es. Ejemplos:

- Una persona ingiere una sustancia tóxica, entonces el SNE envía señales al centro del vómito del SNC.
- Si se produce una fuerte irritación intestinal por diversos motivos, el SNE envía señales al centro del dolor (ínsula) del SNC. Si el intestino sufriera una mínima indisposición o molestia de escaso valor biológico, el SNE no enviaría ningún tipo de señal significativa al SNC.

Existen bacterias que sintetizan el aminoácido triptófano, el cual está íntimamente relacionado con los estados de alegría. También hay bacterias que consumen triptófano, por lo que, en este caso, el paciente sería más proclive a cuadros depresivos. Finalmente, también se han hallado bacterias del microbioma que disminuyen el nivel del dolor (*lactobacillus reuteli, plantarum y bifidobacterium infantis*).

Con estos datos ya podemos hablar de un bioma donde pasamos a tener en cuenta muchos aspectos que antes se encontraban escondidos. De esta manera nos encontramos, ya no con un microbioma, sino con un verdadero *psicomicrobioma*. Es así como, de aquí en adelante, muchos diagnósticos psicoterapéuticos tendrán nuevas perspectivas.

En **Odontología Orthomolecular**, todos estos aspectos son muy tenidos en cuenta, ya que forman parte fundamental de la mirada integrativa para con el paciente. Los aproximadamente 9 millones de genes de nuestro microbioma intestinal influyen de manera significativa en absolutamente todas nuestras emociones. Por esta razón ya se habla de *inteligencia intestinal*, de cerebro entérico y de sistema nervioso entérico.

Los dos kilos de microbioma intestinal han convertido al intestino en nuestro *segundo cerebro*.

Capítulo 6

Revolución probiótica

Los probióticos son organismos vivos que,
administrados en cantidades adecuadas,
aportan un beneficio a la salud de las personas.

Guarner y Shaasman, 1996

DEFINICIÓN

Los probióticos son bacterias benéficas vivas, que se administran en forma de píldoras, líquidos, polvos, spray e inclusive se pueden agregar a medicamentos y a suplementos dietarios como también a alimentos fermentados.

ANTECEDENTES

La existencia de bacterias probióticas ya era conocida en la antigüedad. En el Antiguo Testamento (versión persa, Génesis 18.8) se menciona que **Abraham** consumía *leche agria,* causante de su destacada longevidad. En el año 76 a. C., el historiador romano **Plinio** recomendaba el tratamiento de los cuadros de gastroenteritis consumiendo *leches fermentadas.* Pero, desde el punto de vista científico, no podemos hablar de *probióticos* sin mencionar las investigaciones de principio del siglo pasado (1900) del microbiólogo ruso **Iliá Ilich Méchnikov** (1845-1916), considerado el «padre de la inmunología» y también el «padre de la terapia probiótica», quien definió el sistema inmune y la capacidad de los glóbulos blancos para reconocer antígenos y atacarlos. Fue premio Nobel de medicina en 1908. Observó que los habitantes de las montañas de Bulgaria alcanzaban los cien años de edad con un llamativo «buen humor» (Hoy diríamos con mejor calidad de vida). Observó que esos campesinos búlgaros transportaban durante largas distancias la leche de sus vacas en una especie de bolsas hechas con piel de vaca y que luego de transitar por un extenso itinerario, llegado a destino, ya estaba cuajada y en buen estado de conservación. Reflexionando sobre el cuajo de la leche, se puso a pensar que las bacterias lácticas (aquellas que producen ácido láctico), son capaces de detener la putrefacción, y asoció que ese mismo proceso se debería producir en el aparato digestivo humano. *Fue la primera persona de ciencia que habló de bacterias benéficas.* Recordemos que en aquella época la escuela de **Pasteur** las consideraba un patógeno. También fue el primero en recomendar el uso de bacterias probióticas en el tratamiento de distintas patologías.

Hay un escrito de **Iliá Ilich Méchnikov** del año 1910 que ha quedado como un hito en la historia de los probióticos:

El lector puede sorprenderse de mis recomendaciones de absorber grandes cantidades de microbios, ya que la creencia general es que los microbios son dañinos. Esta creencia, sin embargo, es errónea.

Iliá Ilich Méchnikov, 1910

En 1905, **Stame Grigorov** descubre el lactobacilo *bulgaricus* (bacteria del yogur). En 1965, **Lilly** y **Stillvell** acuñan el término *probiótico*. En 1974, **Parker** incorpora el término *balance* para referirse al equilibrio bacteriano fisiológico que debe existir en el microbioma intestinal.

CARACTERÍSTICAS DE UN PROBIÓTICO

Un nutricéutico probiótico debe reunir las siguientes condiciones: contener bacterias vivas de fácil cultivo. Ser de origen humano, no patógeno. Ser resistente al ácido clorhídrico y sales biliares. Que en un tiempo y en una concentración determinada colonicen distintos segmentos del intestino y que permanezcan un tiempo determinado en su nicho. Deben producir efectos antimicrobianos, inmunomoduladores, antiinflamatorios y nutricionales no tóxicos, beneficiando la salud del individuo.

VÍAS DE AD▼INISTRACIÓN DE LOS PROBIÓTICOS

Oral a través de cápsulas (píldoras), líquidos, polvos diluidos en agua, mezclados con alimentos, con medicamentos o con suplementos dietarios, como también en forma tópica, ya sea por vía spray o bien en óvulos vaginales.

PRINCIPALES FUNCIONES DE LOS PROBIÓTICOS

El microbioma intestinal es extremadamente activo. Cada una de las cien billones de bacterias que lo componen se encuentra compitiendo en todo momento por espacio físico y nutrientes. Sus principales funciones son las siguientes: *producir antibióticos para suprimir patógenos y sus toxinas.* Ocuparse de la desintoxicación enzimática de productos tóxicos. Sintetizar entre treinta y sesenta enzimas encargadas para tal fin. *Estimular el sistema inmunitario. Reducir la inflamación.* Proteger el «efecto barrera» del intestino. *Producir vitaminas esenciales.* Metabolizar los hidratos de carbono y las proteínas ingeridas (bacterias anaeróbicas del colon). Producir ácido acético y propiónico para modular el metabolismo hepático de la glucosa. Transformar ácidos biliares y colesterol en una gran cantidad de metabolitos.

ELIMINACIÓN DE BACTERIAS PATÓGENAS

Consideramos que uno de los elementos más importantes que todo microbioma sano debe mantener, es la proporción de calidad bacteriana donde *nunca debe haber mayoría de bacterias patógenas en relación a las benéficas.* Para evitar que ello ocurra, las bacterias probióticas recurren a tres estrategias: producen pequeñas cantidades de antibióticos; producen ácidos, como por ejemplo el ácido láctico y por último compiten con las bacterias patógenas por espacio y nutrientes.

PROBIÓTICOS Y ESTIMULACIÓN DEL SISTEMA INMUNOLÓGICO

Las bacterias probióticas no sólo estimulan, sino que también *modulan el sistema inmunológico local y el sistémico.* Las bacterias probióticas juzgan qué elemento es patógeno y cuál no lo es, en la luz intestinal. De todas las bacterias probióticas estudiadas, las de mayor capacidad inmunológica son las bacterias lácticas, y entre ellas destacan los lactobacilos y las bifidobacterias. Los lactobacilos tienen su nicho en las vellosidades intestinales del intestino delgado (por ejemplo, en las *placas de Peyer* del íleon). Son anaerobios por naturaleza, pero a la vez aerotolerantes gracias al manganeso. Son los únicos seres vivos que no necesitan hierro para vivir. Las bifidobacterias son bacterias lácticas anaeróbicas que anidan en los nódulos linfáticos del intestino grueso (colon) y modulan la inmunidad local y la sistémica. El mecanismo de acción inmunológica se produce por un aumento de la fagocitosis (macrófagos), tanto parietal como extraparietal; por un aumento de la secreción de IgA secretora (es la inmunoglobulina de las mucosas); por un aumento de la producción del interferón leucocitario alfa y gamma; por un aumento de la producción de linfocitos T y B; y también por un aumento de la producción de interleukinas II.

Las bacterias probióticas producen el 80%
de la IgA secretora del organismo

Las bacterias probióticas reducen la inflamación, principalmente, debido a que estimulan la producción de citoquinas antiinflamatorias (interleukina 4 - IL4 -). Producen vitaminas B1, B3, B5, B6, B12, ácido fólico, biotina y vitamina K. Protegen tanto la mucosa intestinal como al propio enterocito. Lo alimentan, lo engrosan, lo unen cada vez más con el enterocito vecino para evitar filtraciones. Esto es lo que se llama *efecto barrera*. Recubren al enterocito y a las vellosidades intestinales de la mucosa con un ácido graso llamado *butirato* que, en presencia de glutamina y zinc, producen un verdadero embalsamamiento de la pared intestinal. Asimismo, las bacterias probióticas aumentan la secreción del moco intestinal. Esta capa de moco está constituida por glicoproteínas y péptidos, formando un gel inteligente que actúa como un ordenador de cristal líquido, el cual nos nutre de información inmunológica y de energía. Cada bacteria probiótica produce la cantidad de moco que necesita. Cuanto más grande y más compacto se encuentra el enterocito, menos toxinas deja pasar. La mucosa gastrointestinal es la línea de división entre el mundo exterior y el mundo interior. Allí se libran todas las batallas para sobrevivir.

CLASIFICACIÓN BACTERIANA

Cada una de las bacterias pertenece a una clase, un orden, una familia, un género y, finalmente, a una especie.

Tomemos, por ejemplo, a un lactobacilo y así es su clasificación:

CLASE	Bacilli
ORDEN	Lactobacillales
FAMILIA	Lactobacillaceae
GÉNERO	Lactobacillus
ESPECIE	LB acidophilus
	LB bulgaricus

*Por cada bacteria hay más de mil
clases diferentes de especies*

ESPECIES PROBIÓTICAS
MÁS ESTUDIADAS

La **Odontología Orthomolecular** incluye dentro de sus fórmulas nutricéuticas la presencia de bacterias probióticas. Asimismo, es necesario conocer cuáles son las especies mejor estudiadas.

LACTOBACILLUS	acidophilus
	casei
	rhamnosus
	salivarius
	plantarum
	brevis
BIFIDOBACTERIUM	bifidum
	longum
	lactis
	adolecentis
STREPTOCOCCUS	thermophilus
	faecalis
SACCHAROMYCES	bourlardii

Continuamente se descubren nuevas bacterias probióticas en el microbioma intestinal y nuevas propiedades que podrían beneficiar al estado de salud de los humanos. Tal es el caso del *Baccillus subtili*s, que ha demostrado de manera experimental una marcada activación del sistema inmunitario y capacidad de favorecer la longevidad. Se alimentó con esta bacteria a una clase de nematodo o gusano «elegans». Su mecanismo de envejecimiento es similar al humano.

El **Dr. Roberto Grau**, jefe de investigaciones de la facultad de química y farmacia de la universidad de Rosario (Argentina), presentó su descubrimiento en la revista *Nature* en enero del 2017. La longevidad de este gusano, alimentado con el *Baccillus* subtilis, equivaldría en humanos a vivir más de 120 años, teniendo en cuenta un promedio de vida aproximado de 80 años. Aumentaría así, en 40 años, nuestra longevidad. Lo curioso y positivo del caso, es que se podría añadir a todo tipo de alimentación.

INDICACIONES DE LOS PROBIÓTICOS

Existen indicaciones totalmente comprobadas y otras en vías de estudio. Hablaremos de ambas. Usaremos la abreviatura (LB) para los *lactobacillus* y (BB) para las *bifidobacterium*.

INDICACIONES COMPROBADAS

- Acné: LB, BB y Saccharomyces boulardii
- Diarrea retroviral: LB rhamnosus.
- Infecciones paranasales y del tracto urinario: LB y BB.
- Infecciones por levaduras (Candidiasis): BB bifidum
- Intolerancia a la lactosa: BB longum y S. thermophilus.
- Intolerancia al gluten: BB Lactis
- Vaginosis posbacteriana: LB acidophilus.
- Dermatitis atópica: LB rhamnosus.
- Síndrome colon irritable y pancreatitis crónica: LB salivarius.
- Alergias: BB longum.
- Disbiosis: LB y BB.

INDICACIONES EN ESTUDIO

Estas indicaciones suceden dentro del área neurológica «cerebro-intestinal», y aplican para la ansiedad, depresión, autismo, cambios radicales de humor, trastornos del déficit de atención (TDA), con o sin hiperactividad; obesidad, hipercolesterolemia: *LB plantarum.* enfermedades autoinmunes y en efecto anticancerígeno: LB y BB (por inhibición de las nitrisaminas).

EL PROBIÓTICO IDEAL

El mercado nos inunda cada vez más de productos probióticos. Es por ello por lo que debemos conocer qué condiciones y características deben reunir para que podamos confiar en sus propiedades beneficiosas. Al respecto exponemos una guía para aproximarnos al probiótico ideal: debe sobrevivir en el intestino; debe contener un mínimo de 50.000 millones de UFC (Unidad Formadora de Colonias) de lactobacilos y otros 50.000 millones de UFC de bifidobacterias; como máximo, deberán contener de 1 a 20 billones de UFC; deberá tener siete especies distintas de bacterias benéficas; en lo posible, las bacterias deberán ser sinérgicas (ver prospecto); debe tener buenos antecedentes de seguridad en seres humanos (investigar antes de consumir); siempre buscar el plazo de caducidad. Y por último, pero no menor, siempre preguntar si debe mantenerse refrigerado o no.

RIESGO PROBIÓTICO

El uso de probióticos tiene un largo historial de consumo seguro, pero como en toda ingesta terapéutica, pueden existir riesgos y en este caso se limitan a dos situaciones: el probiótico elegido y el huésped.

- Probiótico elegido: que contenga una cepa patológica (contaminación con bacterias patógenas). En tal caso estamos contaminándonos con genes dañinos.
- El huésped: puede tener previamente su sistema inmunitario dañado o debilitado. En tal caso, al ingerir el producto probiótico se producirá una sobreestimulación del sistema inmunitario, con producción de gases, distensión abdominal, náuseas, diarreas o sintomatología no deseada variada.

Se debe ser muy cuidadoso con el uso de
probióticos en niños y adultos mayores

DOSIS Y DURACIÓN DEL TRATAMIENTO CON PROBIÓTICOS

Leer detalladamente las indicaciones del prospecto y siempre comenzar con la cuarta parte de la dosis indicada. Se aumenta un cuarto la dosis por semana y recién a los 30 días se alcanza la dosis del prospecto. ¿Cuánto tiempo debo esperar para obtener un efecto benéfico? Cuanto más tiempo el paciente haya tomado antibióticos, mas habrá que esperar para obtener respuestas saludables.

No todo probiótico que se ingiere coloniza según lo idealizado. Muchos pasan de largo, no llegan a establecerse y terminan siendo eliminados

La edad del huésped es muy importante. Algunas cepas son benéficas solo en la infancia. Si pasados cuatro meses del inicio de la ingesta del probiótico no hay ninguna mejoría, habrá que cambiar de probiótico.

ODONTOLOGÍA ORTHOMOLECULAR Y PROBIÓTICOS

Existen numerosos nutricéuticos odontológicos que favorecen el crecimiento de bacterias probióticas a nivel intestinal. A continuación los mencionaremos, agrupándolos en tres apartados.

PROTECTORES DEL ENTEROCITO
L-glutamina

Vit. E

Zinc

Selenio

INMUNOMODULADORES ENTÉRICOS
Zinc

Vit. C

Taurina

ANTIINFLAMATORIOS ENTÉRICOS
Omega 3

Asimismo, también se prescriben fórmulas en **Odontología Orthomolecular** con Lactobacilos *acidófilus* y Lactobacilos *rhamnosus* (ver formulaciones para candidiasis crónica y para halitosis con disbiosis).

Capítulo 7

Disbiosis intestinal

DEFINICIÓN

Se denomina disbiosis entérica a la alteración del equilibrio del microbioma intestinal. Por lo general, el término *disbiosis* se aplica tanto a la mucosa del aparato digestivo como a cualquier otra mucosa (interna o externa), como así también a la piel. *Todas las mucosas del organismo están interconectadas.* De ahora en adelante nos vamos a referir exclusivamente a la disbiosis intestinal, porque es precisamente en el intestino donde se encuentra el microbioma principal con el cual trabajamos en **Odontología Orthomolecular**. Como se detalla en el **capítulo 5**, el microbioma intestinal posee un 30% de bacterias benéficas o probióticas, un 20% de bacterias patógenas y un 50% de bacterias intermedias o «indecisas». Al producirse un desequilibrio o disbiosis, se reduce la cantidad de bacterias probióticas benéficas y muchas bacterias indecisas se transforman en patógenas.

No podemos entender la disbiosis si no conocemos las variables que necesita una bacteria para vivir en la mucosa intestinal.

Para que una bacteria pueda establecerse, desarrollarse, alimentarse y funcionar en plenitud en el lecho intestinal se requieren cuatro factores:

pH

Existe un pH agresivamente ácido en el estómago (1.0 a 3.0), uno menos ácido en el duodeno (5.0 a 7.0) y en el intestino grueso es alcalino (8.0). Las bacterias regulan su propio pH habitacional.

OXÍGENO

El estómago y las dos terceras partes del intestino delgado son aeróbicos. Los lactobacilos son aeróbicos. El colon es anaeróbico. Las bifidobacterias son anaeróbicas.

NICHO ESPECÍFICO

Cada bacteria vive en su nicho. Cada una vive en un terreno propicio. Al sacarlas de su nicho se transforman o mueren. Por lo general, si nos encontramos con bacterias «indecisas», estas se hacen patógenas.

PROPORCIÓN

El porcentaje 30% (bacterias probióticas), 20% (bacterias patógenas) y 50% (bacterias intermedias) de la población bacteriana del microbioma debe conservarse siempre. Si se altera en menos o en más (sobrecrecimiento), se produce una enfermedad clínica llamada *disbiosis*.

CARACTERÍSTICAS Y CAUSAS DE LA DISBIOSIS INTESTINAL

Es una enfermedad que no se puede ver ni tocar. El endoscopio, el colonoscopio, los rayos X o el diagnóstico por imágenes no sirven para los cuadros de disbiosis. Presenta síntomas vagos como la dilatación abdominal, gases, fatiga, neblina mental y erupción cutánea. Entre las causas de disbiosis encontramos la ingesta de fármacos (antibióticos, antiinflamatorios no esteroides -AINES-), antiácidos, inhibidores de la bomba de protones (IBP), reemplazo hormonal, píldoras anticonceptivas, quimioterapia o esteroides, dietas con excesivo consumo de azúcar, edulcorantes artificiales y/o grasas (producen sobrecrecimiento de levaduras), alcoholismo (afecta especialmente a la vitalidad de los lactobacilos), falta de consumo de fibra como de lentejas, manzanas, frutos secos y semillas de lino aumenta la población de lactobacilos, estrés (es el causante de la disminución de la producción de moco estomacal, provocando una modificación de la composición, de la diversidad y de la cantidad de bacterias intestinales). Muchas veces, una infección gastrointestinal es el inicio de una colitis ulcerosa o una *enfermedad de Crohn*; enfermedades gastrointestinales, las cuales arrasan con el microbioma intestinal y son potenciadas cuando se las trata con antibióticos (los antibióticos acrecientan el proceso); la edad avanzada se hace sentir en el microbioma intestinal y surge una disminución de la producción de neurotransmisores como dopamina y serotonina, aparece sobrecrecimiento de levaduras y hongos, hay sobrecarga de bacterias patógenas, y disminución de la inmunidad en general. Aparece el intestino permeable y toxemia intestinal.

El envejecimiento natural nos lleva a la disbiosis!

Capítulo 8

Prebióticos, sinbióticos y concepto de alimentos fermentados

PREBIÓTICOS

Se considera que un prebiótico es toda sustancia no digerible que alimenta a las bacterias probióticas intestinales. El concepto fundamental que hay que tener en cuenta es que los prebióticos nutren a las bacterias benéficas casi exclusivamente, estimulando su crecimiento y su desarrollo. Resulta extremadamente inusual que una bacteria patógena requiera de alimentación prebiótica para su desarrollo.

PREBIÓTICOS Y FIBRA ALIMENTARIA

Los prebióticos se conocen comúnmente con la denominación de *fibra alimentaria*, la cual está constituida por moléculas de fibras solubles en agua. Todo lo que no podemos absorber en el intestino delgado se transforma en fibra. Si la fibra no se disuelve en agua, se transforma en fibra tóxica (*la fibra del salvado de trigo es tóxica*) y puede producir sustancias tales como indol, fenol y amoníaco, que pueden predisponer a distintos cuadros patológicos. Sólo la fibra soluble en agua alimenta nuestras bacterias probióticas del intestino grueso. Debemos consumir diariamente 30 gramos de fibra alimentaria. Si consumimos poca fibra, nuestra población probiótica de lactobacilos y de bifidobacterias empieza a disminuir. Existen varias sustancias conteniendo este tipo de fibras. Todas ellas actúan como prebióticos. Las principales son los mucílagos, las pectinas, los alginatos, la inulina y el G.O.S. (galacto oligosacárido).

- Mucílago: es una fibra viscosa y gelatinosa. Sus fuentes principales son: chía, lino, ciruela, higo, palta, *psyllium.*
- Pectina: es la fibra de la cáscara de las frutas.
- Alginatos: son geles de polisacáridos de las paredes de las algas, principalmente alga Nori, wakame, espirulina y agaragar. Actualmente se la produce industrialmente como sustituto del azúcar o de la grasa, por ser una sustancia dulce y gelatinosa.
- G.O.S. (galacto oligosacárido): es un prebiótico extraído de la leche. La leche materna posee un 90% de G.O.S. y un 10% de otras fibras. La leche vacuna presenta un 10% de G.O.S. Desde el año 2005 está permitido suplementar con G.O.S. la leche en polvo. La dosis diaria recomendada de G.O.S. es de 250 miligramos a 1 gramo.

- Inulina: es la fibra de las endivias y se puede fabricar con cadenas de azúcares de distintas longitudes. Las de cadena corta alimentan las bacterias probióticas del tramo inicial del colon. La inulina de cadena larga nutre las del tramo final. Muchas leches comerciales están actualmente suplementadas con inulina. La dosis diaria recomendada de inulina es de 5 a 10 gramos.

PROPIEDADES DE LOS PREBIÓTICOS

- Aceleran el tránsito intestinal.
- Alimentan bacterias probióticas (LB y BB).
- Favorecen el vaciamiento gástrico.
- Aumentan el volumen de la masa fecal.
- Bloquean radicales libres en el tubo gastrointestinal.
- Arrastran desechos intestinales y combaten la constipación.
- Son quelantes de sustancias tóxicas.

ACCIÓN ESPECÍFICA DE LA INULINA Y DEL G.O.S.

Todas las propiedades prebióticas enumeradas precedentemente. Aumentan un 20% la absorción del calcio. Tienen gran importancia en la prevención de la osteoporosis femenina. Arrastran sustancias pútridas (relacionadas con el cáncer de colon) junto a las heces.

SINBIÓTICOS

Los *sinbióticos* son combinaciones de prebióticos y probióticos. Toda sustancia que contenga bacterias benéficas y fibra soluble en agua presenta actividad sinbiótica. Estos se encuentran mayoritariamente representados por los alimentos fermentados. La fermentación es un proceso de oxidación incompleta realizada en un medio anaeróbico. El sustrato de fermentación está compuesto de bacterias, mohos o levaduras. Los alimentos fermentados más populares son el yogur, la levadura del pan, nata fresca, quesos agujereados, tempeth (soja fermentada), té kombucha (té verde endulzado con el agregado de hongos y bacterias), chucrut (repollo fermentado en agua y sal), kimchi coreano (coles o pepinos fermentados) y el kéfir, el cual es leche fermentada, muy difundido en Rusia y en los Balcanes. La diferencia entre el kéfir y el resto de las leches fermentadas es el gránulo. Dentro del gránulo de kéfir, las especies de lactobacilos se hallan inmovilizadas naturalmente por la matriz del propio gránulo. El gránulo de kéfir presenta una estructura de 2 a 3 centímetros, de consistencia gelatinosa y color blanco. Dentro del mismo coexisten levaduras y lactobacilos. Ello significa que se produce una doble fermentación (fermentación alcohólica y fermentación láctica). Cada gránulo de kéfir posee como mínimo ochenta especies de lactobacilos y ocho levaduras distintas. Los propios microorganismos (Lactobacilos + levaduras) elaboran la matriz proteica del gránulo. Así, es que entre los efectos benéficos de los alimentos fermentados encontramos que alimentan bacterias probióticas, aportan enzimas para la digestión e inhiben toxinas (micotoxinas y nitrosaminas cancerígenas).

PARTE III

Capítulo 9

Nutricéuticos odontológicos orthomoleculares

CARACTERÍSTICAS

Los nutricéuticos odontológicos orthomoleculares son sustancias naturales que poseen propiedades farmacéuticas. Comprenden vitaminas, minerales, enzimas, coenzimas, ácidos grasos, aminoácidos, fitonutrientes y una variada cantidad de otras moléculas incluidas dentro de la denominación de *suplementos nutricéuticos*. Actúan cooperativamente, favoreciendo numerosos procesos fisiológicos ya sea impidiendo la formación de radicales libres, anulando la posibilidad de que ciertos metales inicien procesos de oxidación celular, atacando las especies reactivas del oxígeno y del nitrógeno, actuando como cofactor del sistema antioxidante endógeno y por último, reciclando y eliminando las moléculas dañadas como consecuencia del estrés oxidativo. A continuación nos referiremos a los principales nutricéuticos en **Odontología Orthomolecular**.

ÁCIDO ALFA LIPOICO (A.A.L.)

También llamado ácido tióctico. Como *nutricéutico ortho-molecular* se debe aprovechar su potente actividad antioxidante y antiinflamatoria.

Es uno de los selectos antioxidantes capaces de ser solubles en agua y también en medio lipídico, gracias a lo cual tiene la posibilidad de alcanzar cualquier región celular. Por tal motivo se considera al ácido alfa lipoico como el *antioxidante universal*. Es reciclador tanto de la vitamina E y C como también de sus formas oxidadas. Por ende, aumenta la capacidad antioxidante no sólo de ambas vitaminas, sino también de la ubiquinona (coenzima Q_{10}) e indirectamente de la L-glutamina.

Su capacidad antioxidante se basa en su activa acción contra los radicales libres hidroxilo, ácido hipocloroso y oxígeno singulete. Su capacidad antiinflamatoria se pone de manifiesto por el bloqueo del factor de transcripción alfa, kappa y beta. Asimismo, funciona sinérgicamente con la ubiquinona, con la carnitina y la acetil L-carnitina para lograr la reparación mitocondrial gracias a lo cual el ácido alfa lipoico incrementa la producción energética celular y acelera la autorreparación del tejido afectado.

En **Odontología Orthomolecular** el ácido alfa lipoico forma parte de las fórmulas nutricéuticas utilizadas en el tratamiento y prevención de AFTAS y SÍNDROME MIOFASCIAL. Como nutricéutico odontológico, el ácido alfa lipoico se utiliza a la dosis de 150 mg/día.

ÁCIDO FÓLICO

También se lo conoce como vitamina B9. Es una molécula hidrosoluble que forma parte de diversas fórmulas nutricéuticas en **Odontología Orthomolecular** por su efectiva acción antioxidante al bloquear la acción de la xantina oxidasa, impidiendo de esta manera la formación del potente radical libre superóxido. Su carencia puede dar lugar a glositis y a un manifiesto retraso de la cicatrización de lesiones bucolabiales. La adecuada concentración de ácido fólico modula la concentración de óxido nítrico, favoreciendo la vasodilatación de los vasos sanguíneos, acelerando la cicatrización de las heridas y aportando mayor concentración de endorfinas en el área afectada.

En **Odontología Orthomolecular**, el ácido fólico forma parte de las fórmulas nutricéuticas utilizadas en el tratamiento de AFTAS y NEURALGIAS. Como nutricéutico odontológico, el ácido fólico se utiliza a la dosis de 10 mg/día.

ARGININA

La arginina presenta tres propiedades de interés: su acción antiinflamatoria, su acción inmunológica y su acción cicatrizante. Acción Antiinflamatoria: es precursora de la formación de óxido nítrico por acción directa sobre el óxido nítrico sintetasa (tipo I y tipo III) o por citoquinas vía óxido nítrico sintetasa (tipo II). Las principales acciones antiinflamatorias del óxido nítrico se deben a varios procesos moleculares: inhibición de la adhesividad plaquetaria, inhibición de la expresión molecular de adherencia de las células endoteliales sumado a una actividad inhibitoria sobre monocitos y otras moléculas proinflamatorias que hemos descrito en el **capítulo 4**. Por otro lado su acción inmunológica consiste en aumentar la función linfocitaria del timo e incrementa la blastogénesis de los linfocitos circulantes mientras que su acción cicatrizante consiste en formar colágeno y propiciar la regeneración o cicatrización de los tejidos.

La arginina es un importante modulador de la inmunidad tisular

En **Odontología Orthomolecular**, la arginina forma parte de las fórmulas nutricéuticas utilizadas en el tratamiento del RETARDO EN LA CICATRIZACIÓN ÓSEA y en el PACIENTE INMUNODEPRIMIDO. Como nutricéutico odontológico, la arginina se utiliza a la dosis de 300 mg/día.

VITAMINA A

Es una molécula liposoluble que se almacena en el hígado. La presencia adecuada de vitamina E y zinc facilitan la absorción, transporte, almacenamiento y metabolismo de la vitamina A en el mencionado órgano. Existen dos formas principales de vitamina A: el *retinol* (vitamina preformadora o vitamina activa), proviene de la ingesta de productos animales. La provitamina A o formas precursoras se denominan betacarotenos, las cuales provienen de la ingesta de productos vegetales llamados carotenoides (zanahoria). Afortunadamente, nuestro organismo también convierte estas formas precursoras en vitamina A. Como nutricéutico en **Odontología Orthomolecular** nos interesa su capacidad de mantener íntegra la piel, las mucosas, los huesos y los dientes. Es un modulador de las actividades osteoblástica y osteoclástica. La vitamina A (principalmente el ácido retinoico) es un potente inmunomodulador. Estimula la formación de linfocitos B y T. Aumenta la actividad de los fagocitos y de la producción de citoquinas. Es un importante activador tanto de la inmunidad celular como de la inmunidad plasmática. En este último aspecto, la vitamina A estimula la formación de anticuerpos frente a infecciones bacterianas, virales y parasitarias. Su uso en **Odontología Orthomolecular** resulta de relevante importancia por su efectiva acción antioxidante. Como todo betacaroteno, posee gran capacidad para bloquear la acción del radical libre oxígeno singulete. Se calcula que una sola molécula de betacaroteno puede neutralizar 1.000 moléculas de oxígeno singulete. Cabe destacar que de todos los betacarotenos utilizados, el de mayor poder antioxidante es el *licopeno*.

En **Odontología Orthomolecular,** la vitamina A forma parte de las fórmulas nutricéuticas utilizadas en el tratamiento de la GINGIVITIS y ABSCESOS. Como nutricéutico odontológico, la vitamina A se utiliza a la dosis de 10.000 U.I./día.

ÁCIDO PANTOTÉNICO

Es una molécula hidrosoluble que forma parte del complejo vitamínico B. También se la conoce como vitamina B5. Su nombre *pantothen*, que significa *en cualquier lugar*, se refiere al hecho de que esta vitamina se encuentra en casi todos los alimentos, tanto de origen animal como vegetal. También es sintetizada por nuestro microbioma intestinal. Su función principal es la formación de coenzima A (como consecuencia de la descarboxilación oxidativa del piruvato). De su posterior acetilación surgirá la acetil coenzima A. Como nutricéutico en **Odontología Orthomolecular** nos interesan las funciones tales como formación de glucosamina y galactosamina para la fabricación de ácido hialurónico y condroitínsulfato, presentes en el tejido conectivo, tendones, cartílagos y huesos. Estimula la cicatrización de heridas y se debe prestar suma atención ya que su déficit está asociado con la aparición de bruxismo.

En **Odontología Orthomolecular**, el ácido pantoténico es parte de las fórmulas nutricéuticas utilizadas en el tratamiento del BRUXISMO, SÍNDROME DE LA ARTICULACIÓN TEMPOROMANDIBULAR (ATM) y RETARDO EN LA CICATRIZACIÓN ÓSEA. Como nutricéutico odontológico, el ácido pantoténico se utiliza a la dosis de 500 mg/día.

VITAMINA B3

Es una molécula hidrosoluble, también denominada ácido nicotínico o *niacina*. En el organismo puede ser sintetizada a partir del aminoácido triptófano. Químicamente se presenta bajo dos formas químicas: ácido nicotínico y niacinamina. La forma más activa es el ácido nicotínico, pero suele presentar algunos efectos colaterales molestos, tales como enrojecimiento, picazón y calor. Su carencia produce una enfermedad llamada *pelagra* que causa diarrea, inflamación en las mucosas y un tipo de dermatitis que produce descamación, aspereza y oscurecimiento de la piel. La vitamina B3, también llamada niacina, produce dos importantes enzimas activas: NAD (nicotinamida adenina dinucleótido) y NADP (nicotinamida adenina dinucleótico fosfato). La enzima NAD interviene en las reacciones catabólicas y la NADP en reacciones de biosíntesis. Como nutricéutico odontológico, la vitamina B3 nos interesa porque participa activamente en el metabolismo de los hidratos de carbono, lípidos y proteínas. Por otro lado es inhibidor de mediadores inflamatorios y modulador de sirtuínas.

En **Odontología Orthomolecular**, la vitamina B3 forma parte de las fórmulas nutricéuticas utilizadas en el tratamiento de la GINGIVITIS, DOLOR LOCAL, ABSCESOS, BRUXISMO, NEURALGIAS, SÍNDROME MIOFASCIAL, RETARDO EN LA CICATRIZACIÓN ÓSEA y OSTEOGÉNESIS POST

IMPLANTE ODONTOLÓGICO. La dosis de vitamina B3 como nutricéutico odontológico es de 300 mg/día.

VITAMINA B1

Es una molécula hidrosoluble también conocida como factor antineurítico o *tiamina*. Su carencia produce una enfermedad llamada *beri-beri*, caracterizada por producir debilidad, fatiga, cefaleas, insomnio, inapetencia, taquicardia y edemas en miembros inferiores. Como nutricéutico odontológico, nos interesa la vitamina B1 ya que es útil para el crecimiento y reproducción celular. Posee una potente acción antineurítica. Forma parte de más de sesenta enzimas relacionadas con el metabolismo de los hidratos de carbono, asegurando una continua fuente de energía. Participa en procesos regenerativos de tejido conectivo, cartílagos y huesos. Modula el tono muscular por su acción en la transmisión del impulso nervioso y los potenciales de acción.

En **Odontología Orthomolecular** la vitamina B1 forma parte de las fórmulas nutricéuticas utilizadas en el tratamiento de AFTAS, GINGIVITIS, ABSCESOS, NEURALGIAS, SÍNDROME DE LA ARTICULACIÓN TEMPOROMANDIBULAR (ATM), SÍNDROME MIOFASCIAL y RETARDO EN LA CICATRIZACIÓN ÓSEA. La dosis de vitamina B1 como nutricéutico odontológico es de 150 mg/día.

VITAMINA B6

También denominada piridoxina. En la naturaleza se presenta en tres formas (vitámeros): *piridoxina* (PN); piridoxal (PL) y piridoxamina (PM). Los tres vitámeros son interconvertibles entre sí y todos tienen la misma actividad biológica. De aquí en adelante nos referiremos a sus tres formas activas como comúnmente se las denomina: vitamina B6, piridoxina y adermina, respectivamente. La vitamina B6 es muy resistente al calor. Es hidrosoluble, muy sensible a la luz y a la radiación ultravioleta (UV). En soluciones alcalinas se oxida y se inactiva rápidamente. En **Odontología Orthomolecular** la vitamina B6 nos interesa por las siguientes funciones: actúa como coenzima de más de un centenar de enzimas diferentes. Resulta fundamental en el metabolismo de los aminoácidos y en la producción de proteínas, interviniendo en los procesos de crecimiento, reparación y mantenimiento de los tejidos. Participa en el metabolismo de los hidratos de carbono y lípidos, asegurando la producción de energía. Interviene en la función inmunitaria, tanto en la inmunidad humoral como, principalmente, en la inmunidad celular, influyendo en la diferenciación y producción de linfocitos T auxiliares (*helpers*).

En **Odontología Orthomolecular** la vitamina B6 forma parte de las fórmulas nutricéuticas utilizadas en el tratamiento de CARIES DENTALES, GINGIVITIS, INFLAMACIÓN LOCAL, DOLOR LOCAL, ABSCESOS, BRUXISMO y NEURALGIAS. La dosis de vitamina B6 como nutricéutico odontológico es de 300 mg/día.

VITAMINA B12

Es una molécula hidrosoluble de origen animal, denominada *cianocobalamina*. Posee la particularidad de contener un átomo de cobalto en su estructura y no ser tóxica (*no se han establecido límites máximos tolerables*). Su fuente natural es el aporte alimenticio. La microbiota intestinal humana también sintetiza vitamina B12. Entre el 50% y el 90% de la vitamina B12 es almacenada en el hígado. La mayor parte es excretada y reabsorbida por la circulación enterohepática. Como nutricéutico en

Odontología Orthomolecular la vitamina B12 nos interesa por ser una coenzima esencial en el metabolismo de hidratos de carbono y lípidos, asegurando el aporte de energía. Posee acción sobre los nervios periféricos, principalmente en la síntesis de mielina. Convierte la homocisteína en metionina, cuya forma activa, la s-adenosilmetionina (SAMe), resulta fundamental en la síntesis y metilación del ADN y del ARN. También promueve la reparación y el crecimiento del cartílago dañado.

En **Odontología Orthomolecular** la vitamina B12 forma parte de las fórmulas nutricéuticas utilizadas en el tratamiento de AFTAS y NEURALGIAS. Como nutricéutico odontológico, la vitamina B12 se utiliza a la dosis de 2.000 µg/día.

BIOTINA

Se trata de una molécula hidrosoluble, también denominada vitamina B7. Se inactiva con la exposición a la luz y al calor. Está ampliamente distribuida en alimentos de origen animal y vegetal, principalmente ligada a proteínas. También es sintetizada por la microbiota intestinal. Como nutricéutico, en **Odontología Orthomolecular** nos interesa por su actividad enzimática sobre el metabolismo de la glucosa para la obtención de energía. También resulta un factor necesario para la multiplicación celular. Posee acción inmunomoduladora, acrecentando la producción de linfocitos T y B, como también de los macrófagos. Asimismo, regula la síntesis de IgA.

En **Odontología Orthomolecular** se utiliza en la formulación para el tratamiento de AFTAS. La dosis de biotina como nutricéutico odontológico es de 10 mg/día.

BROMELINA

La bromelina o *bromelaína* es una enzima natural que se extrae de la piña fresca (*ananas comosus*). Forma parte de las enzimas proteolíticas que actúan en un amplio rango de pH, tanto en el pH ácido del estómago como en el pH alcalino del intestino delgado. Como nutricéutico, en **Odontología Orthomolecular** nos interesan las siguientes propiedades: como inmunomodulador, activa mediadores como el interferón y el factor de necrosis tumoral (TNF). Acrecienta la acción inmune como respuesta rápida al estrés celular. Como antiinflamatorio contrarresta la producción de prostaglandinas proinflamatorias. Como antibacteriano combate la acción de ciertos patógenos intestinales. Su efecto antibacteriano y antivírico también se pone de manifiesto a nivel respiratorio, a nivel urinario y a nivel digestivo (efecto antiadherente frente a infección por *Escherichia coli*). Por último, y no por eso menos importante, posee un efecto analgésico como modulador de determinados mediadores del dolor.

En **Odontología Orthomolecular**, la bromelina forma parte de fórmulas nutricéuticas para el tratamiento de la INFLAMACIÓN LOCAL, ABSCESOS, HALITOSIS y DISBIOSIS. Como nutricéutico odontológico, la bromelina se utiliza a la dosis de 400 mg/día.

BORO

Es un mineral muy escaso en nuestro planeta. Constituye el 0,001% de la corteza terrestre. Las plantas lo absorben del suelo y, a través del consumo de estas por los animales, el boro se incorpora a la cadena alimentaria. Si bien el organismo necesita muy pequeñas cantidades de boro, resulta de suma importancia para el metabolismo de los huesos, del calcio, del fósforo y del magnesio.

En **Odontología Orthomolecular**, el boro forma parte de fórmulas nutricéuticas para el tratamiento de OSTEOPENIA y OSTEOGÉNESIS POST IMPLANTE ODONTOLÓGICO. Como nutricéutico odontológico, el boro se utiliza a la dosis de 1 mg/día.

COBRE

El cobre es un elemento ampliamente distribuido en la naturaleza. Es considerada una molécula esencial para los procesos metabólicos de los humanos, en los que cumple una amplia gama de funciones fisiológicas. Como nutricéutico, en **Odontología Orthomolecular** nos interesa el cobre ya que resulta una molécula esencial para el proceso de mielinización en el sistema nervioso. Resulta fundamental para la formación de colágeno, el cual es una proteína necesaria para la integridad de los huesos, de los cartílagos, de los tendones y de la piel. Presenta una potente actividad antioxidante. Resulta imprescindible en la formación de la enzima cobre/zinc dependiente, denominada superóxido dismutasa (SOD), ya descrita en el **capítulo 3**. La unión del cobre con la SOD. no sólo provoca una enérgica respuesta antioxidante, sino también antiinflamatoria, principalmente relacionada con los procesos inflamatorios crónicos.

En **Odontología Orthomolecular** el cobre forma parte de fórmulas nutricéuticas para el tratamiento de OSTEOPENIA y OSTEOGÉNESIS POST IMPLANTE ODONTOLÓGICO. Como nutricéutico odontológico, el cobre se utiliza a la dosis de 1 mg/día.

VITAMINA C

También conocida como ascorbato, ácido ascórbico o factor antiescorbuto. Es soluble en agua. El ser humano ha perdido la capacidad de sintetizarla y, por lo tanto, debe obtenerla de la dieta o en forma de suplemento.

La mayor parte de la vitamina C que se obtiene por la dieta se pierde por orina. El alcohol, los analgésicos, los antidepresivos, los anticoagulantes, los anticonceptivos orales, los esteroides y el tabaco reducen las reservas orgánicas de vitamina C. Funcionalmente, la vitamina C trabaja sinérgicamente con la vitamina E. Mientras esta última neutraliza la acción de los radicales libres en las membranas celulares, la vitamina C ejerce su acción antioxidante en los fluidos biológicos. La vitamina C refuerza y aumenta la actividad antioxidante de la vitamina E y viceversa.

Como nutricéutico, en **Odontología Orthomolecular** la vitamina C nos interesa ya que interviene de manera directa en la formación de colágeno, hueso y dentina. También es indispensable para mantener la estructura normal de las fibras colágenas de los tejidos de sostén (tejido conjuntivo, cartílago, hueso, dentina, tendones, piel y membrana basal de los capilares sanguíneos). Es un potente antioxidante en medios acuosos (sangre, espacio intracelular y espacio extracelular), logrando inhibir los efectos deletéreos de las especies reactivas del oxígeno y del nitrógeno. Estas especies comprenden los radicales libres hidroxilos, anión superóxido, peróxidos, peroxinitratos, radicales nitróxido, radicales peróxido de hidrógeno, oxígeno singulete, dióxido de nitrógeno y ácido hipocloroso (**capítulo 2**). La vitamina C al actuar con los radicales libres les transfiere electrones y los convierte en moléculas inocuas.

Después de ceder un electrón, la vitamina C se transforma en el *radical ascorbilo* y este anula rápidamente a otros radicales más reactivos y potencialmente dañinos. Finalmente, el radical ascorbilo es reconvertido en vitamina C por acción enzimática del semidehidroascorbato reductasa. Posee también acción defensiva, ya que aumenta la actividad inmunológica de los leucocitos, monocitos y de los macrófagos. Los monocitos almacenan un 80% más de vitamina C que el propio plasma. En los neutrófilos activados, la concentración de vitamina C es diez veces superior a la encontrada en los neutrófilos inactivos. Finalmente, la vitamina C interviene en la síntesis de la prostaglandina E1 (PGE1), la cual participa en la formación de linfocitos T (inmunidad celular).

En la práctica de la **Odontología Orthomolecular,** la vitamina C forma parte de fórmulas nutricéuticas para el tratamiento de AFTAS, CARIES DENTALES, GINGIVITIS, ALERGIA INESPECÍFICA, ENFERMEDAD PERIODONTAL, HALITOSIS, HERPES LABIAL, CANDIDIASIS CRÓNICA, NEURALGIAS, SÍNDROME DE LA ARTICULACIÓN TEMPOROMANDIBULAR (ATM), PACIENTE INMUNODEPRIMIDO y FRAGILIDAD CAPILAR. Como nutricéutico orthomolecular, la dosis de vitamina C es de 1 g/día.

CALCIO

Es el mineral más abundante del cuerpo humano y el quinto elemento más abundante del organismo después del oxígeno, carbono, hidrógeno y nitrógeno. Constituye aproximadamente el 3% del peso corporal. Un varón adulto de unos 70 kilos de peso corporal posee alrededor de 1,4 kilogramos de calcio. Prácticamente el 99% del calcio se encuentra en los huesos y en los dientes. El 1% restante está distribuido en los líquidos intravasculares, intersticiales e intracelulares.

En el plasma, el calcio se encuentra en tres formas:

- 50% como calcio iónico (Ca^{2+})
- 40% como calcio unido a proteínas
- 10% como calcio no ionizable (difusible)

La forma fisiológicamente activa del calcio es el calcio iónico. Para que el organismo absorba el calcio, necesita de la presencia del aminoácido *lisina*. Como nutricéutico, en **Odontología Orthomolecular** nos interesa su actividad moduladora de la excitabilidad nerviosa y de la contracción muscular. Es esencial para asegurar la fortaleza de los huesos, los dientes y la vitalidad de las encías. Sus sales constituyen la porción mineral responsable de la estructura y funcionabilidad de los huesos.

En la práctica de la **Odontología Orthomolecular,** el calcio forma parte de fórmulas nutricéuticas para el tratamiento de CARIES DENTALES, GINGIVITIS, BRUXISMO, OSTEOPENIA, SÍNDROME MIOFASCIAL, RETARDO EN LA CICATRIZACIÓN ÓSEA, SÍNDROME DE LA ARTICULACIÓN TEMPOROMANDIBULAR (ATM) y OSTEOGÉNESIS. Como nutricéutico odontológico, el calcio se utiliza en dosis variables, entre 300 mg/día y 1,5 g/día, según la patología tratada.

VITAMINA D

Es una vitamina liposoluble que biológicamente se comporta como una hormona y es sintetizada en la piel de nuestro organismo al recibir luz solar o radiación ultravioleta B (UVB). En la naturaleza existen dos tipos de vitamina D: la vitamina D2 o *ergocalciferol,* presente en vegetales, hongos y levaduras y la vitamina D3 o *colecalciferol*, presente en los tejidos animales. Resulta interesante saber que la previtamina D3, también llamada 7- Dehidrocolesterol, se convierte en vitamina D3 gracias a los fotones de alta energía de la luz ultravioleta B (UVB). El proceso insume 4-8 h. y la mayor formación de vitamina D3 tiene lugar en la epidermis, que es la primera alcanzada por la radiación ultravioleta.

El vidrio no deja pasar a la banda ultravioleta B. Por lo que nuestra piel deberá recibir la luz solar de manera directa para sintetizar vitamina D3

Como nutricéutico, desde la **Odontología Orthomolecular,** nos interesan sus funciones ya que favorece la biomineralización y remodelación del hueso, aumentando la concentración de calcio y fósforo. Actúa sinérgicamente en tres procesos, estimulando la resorción ósea, aumentando la absorción intestinal y favoreciendo la retención renal de calcio. La resorción ósea es acompañada, al mismo tiempo, de un incremento de la producción y actividad osteoblástica. La vitamina D modula la respuesta inmune, promoviendo la diferenciación de monocitos y macrófagos, incrementando la actividad de los linfocitos T supresores y favoreciendo la actividad de las células presentadoras de antígenos. Los linfocitos T se movilizan más lentamente ante la carencia de vitamina D. La deficiencia de boro acentúa la deficiencia de vitamina D.

En **Odontología Orthomolecular**, la vitamina D forma parte de fórmulas nutricéuticas para el tratamiento de CARIES DENTALES, RETARDO EN LA CICATRIZACIÓN ÓSEA, PACIENTE INMUNODEPRIMIDO y OSTEOGÉNESIS POST IMPLANTE ODONTOLÓGICO. Como nutricéutico odontológico, la vitamina D se utiliza a dosis variable entre 1.000 a 2.000 U.I./día según la patología tratada.

VITAMINA E

No es una molécula única. En realidad, se trata de una familia de ocho moléculas diferentes estrechamente interrelacionadas, que pueden ordenarse en dos grupos principales: tocoferoles y tocotrienoles. De estas ocho moléculas, la más potente es el *alfatocoferol*, la cual es reconocida como vitamina. Fisiológicamente no es una hormona ni forma parte de coenzimas. Químicamente es un alcohol. La vitamina E es liposoluble y se la considera esencial porque el organismo no puede fabricarla. La debemos incorporar a través de alimentos y suplementos. Como nutricéutico, en **Odontología Orthomolecular** nos interesa ya que forma parte de todas las membranas celulares del organismo y limita la entrada de toxinas, metales pesados y microorganismos al interior celular. Sin embargo, su acción más importante es su gran capacidad antioxidante, bloqueando el accionar del radical superóxido y la peroxidación lipídica. Al igual que la vitamina A, la vitamina E barre el oxígeno singulete. Cuando la vitamina E se enfrenta al radical libre superóxido, le dona un átomo de hidrógeno (oxidación) y se convierte transitoriamente en un compuesto inestable (radical *tocoferil*), que es regenerado nuevamente en vitamina E gracias a la acción de la vitamina C y de la glutamina (necesaria para activar el sistema antioxidante endógeno, tal como vimos en el **capítulo 3**). La vitamina E asociada con zinc y con selenio, aumenta su capacidad antioxidante. Su acción antiinflamatoria se evidencia al modular la expresión de moléculas de adhesión (CAM-1 y VCAM-1), como también con la producción de óxido nítrico y la disminución de la liberación de citoquinas proinflamatorias, principalmente interleukinas 8. Por otro lado, cabe remarcar que posee capacidad para curar y reparar tejidos dañados, así como también tiene la capacidad de reducir el tamaño de las cicatrices.

En **Odontología Orthomolecular**, la vitamina E forma parte de fórmulas nutricéuticas para el tratamiento de la INFLAMACIÓN

LOCAL, ABSCESOS, ALERGIA INESPECÍFICA, ENFERME-
DAD PERIODONTAL, HERPES LABIAL, NEURALGIAS y
PACIENTE INMUNODEPRIMIDO. Como nutricéutico odon-
tológico, la vitamina E se utiliza a la dosis de 400 U.I./día.

FENILALANINA

Es un aminoácido esencial, ya que el organismo no puede
sintetizarlo por sí mismo. Por lo tanto, debemos obtenerlo de la
dieta alimentaria (abundante en carnes y productos lácteos) o en
forma de suplementos. La fenilalanina puede presentarse en tres
formas distintas: L-fenilalanina (forma levógira), D-fenilalanina
(forma dextrógira) y como DL-fenilalanina (ambas formas). La
suplementación de fenilalanina con vitamina C aumenta la producción de colágeno y regenera el tejido conectivo. Como nutricéutico, en **Odontología Orthomolecular** se utiliza la forma
DL-fenilalanina por su capacidad de bloquear las encefalinasas,
enzimas que tienen el poder de degradar hormonas llamadas
endorfinas y *encefalinas*. A mayor concentración de estos opiá-
ceos naturales, mayor efecto analgésico. La DL-fenilalanina es un
analgésico endógeno que no trata la causa del dolor, simplemente
aumenta el umbral de dolor, lo hace más tolerable y mejora la
calidad de vida del paciente.

El efecto analgésico es mayor en procesos
musculares y en los dolores crónicos

En **Odontología Orthomolecular**, la DL-fenilalanina se
utiliza en fórmulas nutricéuticas para el tratamiento del DOLOR
LOCAL, NEURALGIAS y SÍNDROME MIOFASCIAL.
Como nutricéutico orthomolecular, la DL-fenilalanina se utiliza
a la dosis de 200 mg/día.

GLUTAMINA

Es el aminoácido más abundante de nuestro cuerpo y de nuestra masa muscular. Se considera no esencial, pues el organismo lo puede sintetizar sin recurrir a una dieta alimentaria específica. En situaciones de estrés, la glutamina endógena se consume rápidamente y debemos recurrir a su suplementación. Cuando los aminoácidos se descomponen, se produce una liberación de nitrógeno, el cual es uno de los principales formadores de tejido muscular (tanto de fibra estriada como de fibra lisa). La glutamina es el único aminoácido que posee dos moléculas de nitrógeno. Dicho nitrógeno adicional lo posiciona sobre el resto de los aminoácidos en lo que a reparación de tejido muscular se refiere. Como nutricéutico, en **Odontología Orthomolecular** nos interesan las siguientes funciones de respuesta antiinflamatoria al modular la actividad leucocitaria y resultar esencial en los procesos inflamatorios intestinales. Modula el normal equilibrio del microbioma intestinal, previniendo los cuadros de disbiosis a la vez que evita el excesivo crecimiento de bacterias patógenas, hongos y levaduras a nivel entérico.

En **Odontología Orthomolecular**, la L-glutamina se utiliza en las fórmulas nutricéuticas para el tratamiento de la INFLAMACIÓN LOCAL, HALITOSIS, CANDIDIASIS CRÓNICA y DISBIOSIS CON HALITOSIS. Como nutricéutico orthomolecular, la L-glutamina se utiliza a la dosis de 500 mg/día.

VITAMINA K

Es una molécula que se presenta en la naturaleza bajo dos formas: vitamina K1 o *filoquinona*, que es sintetizada por los vegetales y la vitamina K2, que comprende una familia de varios compuestos sintetizados por las bacterias intestinales (microbioma). También existe una vitamina K sintética llamada vitamina K3 o *menadiona,* la cual es en realidad una provitamina K que se convierte en vitamina K2 en el organismo. La vitamina K es liposoluble. Debe ser preservada en envase o frasco oscuro por ser muy sensible a la luz. Su actividad biológica es anulada por la radiación ultravioleta, por álcalis, por ácidos fuertes y por agentes oxidantes. Como nutricéutico, en **Odontología Orthomolecular** la vitamina K nos interesa por sus funciones en la coagulación sanguínea, al actuar como coenzima de un grupo de proteínas denominadas *proteínas dependientes de vitamina K o proteína Gla* (protrombina, la proconvertina, el componente de tromboplastina del plasma y el factor de Stuart-Prower), que promueven la coagulación sanguínea. También nos interesa por su estimulación de la matriz ósea (este es un conocimiento que no ha sido debidamente difundido en biología molecular) donde existen e interactúa con tres proteínas Gla relacionadas con el metabolismo óseo: la osteocalcina, la proteína Gla de la matriz y la proteína «S» (no se conoce aún la función de esta última). La osteocalcina o proteína Gla del hueso es la proteína ósea más abundante después del colágeno. Se ocupa de la mineralización y remodelación del hueso. Además, modula la diferenciación de los osteoclastos. La proteína Gla de la matriz es abundante en hueso y dentina. Es una proteína inhibidora de la calcificación de los tejidos blandos.

En **Odontología Orthomolecular**, la vitamina K se utiliza en las fórmulas nutricéuticas para el tratamiento del PACIENTE CON FRAGILIDAD CAPILAR, OSTEOPENIA, RETARDO EN LA CICATRIZACIÓN ÓSEA y OSTEOGÉNESIS POST IMPLANTE ODONTOLÓGICO. Como nutricéutico odontológico, la vitamina K se utiliza en dosis de 3 a 5 mg/día, según la patología referida.

LISINA

Es un aminoácido esencial, dado que el organismo no lo puede producir. Es una molécula constituyente de todas las proteínas y el ser humano la incorpora por la dieta alimentaria y por suplementación. Como nutricéutico, en **Odontología Orthomolecular** la lisina nos interesa por las siguientes funciones: resulta necesaria para el normal crecimiento y desarrollo óseo en los niños, dado que incrementa la absorción del calcio. Produce colágeno y ayuda a la reparación de los tejidos. Forma parte de la producción de anticuerpos, hormonas y enzimas. Posee acción analgésica y antiinflamatoria en pacientes que cursan con dolor crónico. Participa en la síntesis de proteína muscular y facilita la recuperación en el proceso postoperatorio. Junto a la vitamina C y la vitamina E, facilita el tratamiento y evita las recidivas del herpes simple.

En **Odontología Orthomolecular**, la lisina tiene un uso muy difundido y forma parte de las fórmulas nutricéuticas para el tratamiento de la CARIES DENTALES, GINGIVITIS, DOLOR LOCAL, BRUXISMO, ENFERMEDAD PERIODONTAL, HERPES LABIAL, SÍNDROME DE LA ARTICULACIÓN TEMPOROMANDIBULAR (ATM), OSTEOPENIA, SÍNDROME MIOFASCIAL, DISBIOSIS CON HALITOSIS, PACIENTE INMUNODEPRIMIDO y OSTEOGÉNESIS POST IMPLANTE ODONTOLÓGICO. Como nutricéutico odontológico, la L-lisina se utiliza a la dosis de 400 a 500 mg/día, según la patología referida.

METILSULFONILMETANO (MSM)

Es una molécula de azufre natural con amplios efectos biológicos. Resulta esencial para el funcionamiento y para la estructura de nuestro organismo. Por sus características pertenece al grupo de los nutricéuticos azufrados. La principal fuente de azufre de nuestro cuerpo proviene de cuatro aminoácidos: la metionina, la cisteína, la homocisteína y la taurina. Como nutricéutico, en **Odontología Orthomolecular** el MSM nos interesa por sus funciones en la respuesta antiinflamatoria al bloquear la transcripción de la interleukina IL1, la interleukina IL6 y el Factor de Necrosis Tumoral Alfa (TNF-Alfa). Además, bloquea la producción de óxido nítrico (NO) y de prostanoides. Al reducir la producción de citoquinas proinflamatorias y de agentes vasodilatadores, impide el flujo y reclutamiento de las células inmunes a los sitios de inflamación (**capítulo 4**). Es muy efectivo en el tratamiento de procesos músculo esqueléticos inflamatorios que afectan a tendones y ligamentos. También nos interesa su acción antioxidante ya que es un potente antioxidante mitocondrial, potenciando la producción de energía (ATP) para fortificar los procesos regenerativos y disminuir la producción de especies reactivas del oxígeno y del nitrógeno (**capítulo 2**). Posee una respuesta antialérgica, en la cual actúa a nivel de los mastocitos, disminuyendo la liberación de histamina. Posee una respuesta analgésica donde presenta una probada eficacia para reducir el dolor en procesos inflamatorios en general y en el dolor músculo-esquelético en particular. También reduce la sensibilidad dental. El MSM provoca una respuesta analgésica similar a la mayoría de los analgésicos convencionales, debido a que inhibe los impulsos dolorosos, disminuye la inflamación, reduce el espasmo muscular y acelera el proceso cicatrizal.

En **Odontología Orthomolecular**, el MSM forma parte de las fórmulas nutricéuticas para el tratamiento de AFTAS, CARIES DENTALES, GINGIVITIS, DOLOR LOCAL, ABSCESOS, ALERGIAS INESPECÍFICAS, ENFERMEDAD PERIODONTAL, NEURALGIAS, SÍNDROME MIOFASCIAL, RETARDO EN LA CICATRIZACIÓN ÓSEA y OSTEOGÉNESIS POST IMPLANTE ODONTOLÓGICO. Como nutricéutico odontológico, el MSM se utiliza a la dosis de 1 a 1,5 g/día, según la patología referida.

MAGNESIO (Mg)

Es uno de los minerales más importantes y más abundantes de nuestro organismo. Es una molécula esencial y cofactor de más de trescientas reacciones metabólicas de nuestro organismo. Se encuentra en todas las células corporales y también en el líquido plasmático. Un adulto de 70 kilogramos de peso corporal posee aproximadamente entre 25 a 30 gramos de magnesio, de los cuales, más del 50% se encuentra en los huesos, formando nuevas moléculas con calcio y fósforo. El resto lo hallamos en los tejidos blandos, principalmente en los músculos. Posee la particularidad de que el 99% del magnesio orgánico es intracelular. Sólo el 1% del magnesio corporal se encuentra en el plasma y solo la forma libre e ionizada del magnesio (Mg^{2+}) es fisiológicamente activa. Como nutricéutico, en **Odontología Orthomolecular** el magnesio nos interesa por las siguientes funciones: producción de energía celular (el metabolismo de los hidratos de carbono y de los lípidos necesita de magnesio), pues sin él, la mitocondria no podría producir los paquetes de energía (ATP), principalmente en el complejo Mg-ATP. Función muscular, ya que modula contracción y la excitabilidad del músculo estriado. De ahí su importancia en el tratamiento de patologías tales como el bruxismo y el síndrome miofascial (*administrado en dosis orthomoleculares puede actuar como un verdadero* *relajante muscular).* Acción antialérgica, ya que disminuye la liberación de histamina por parte de los mastocitos y modula la actividad de los linfocitos T. Es modulador del metabolismo óseo ya que el 60% del magnesio corporal total se encuentra almacenado en nuestros huesos. Influye en la formación de la matriz ósea y en el metabolismo mineral del hueso. El magnesio que se encuentra en la superficie del hueso es el que continuamente se intercambia en la sangre, de acuerdo con la biodisponibilidad del mismo. Al haber falta de magnesio en los huesos, los cristales de hidroxiapatita en estos últimos se hacen más grandes y más frágiles, (fortalecedor del esmalte dental). Es modulador de la homeostasis del calcio, mediante la activación de la hormona paratiroidea (PTH) y de la Ca^{2+}-ATPasa. Es modulador de la vitamina D3, asegurando la hidroxilación hepática de la misma.

En **Odontología Orthomolecular**, el magnesio forma parte de las fórmulas nutricéuticas para el tratamiento de CARIES DENTALES, ALERGIAS INESPECÍFICAS, BRUXISMO, OSTEOPENIA, SÍNDROME MIOFASCIAL, RETARDO EN LA CICATRIZACIÓN ÓSEA y OSTEOGÉNESIS POST IMPLANTE ODONTOLÓGICO. Como nutricéutico odontológico, el magnesio se utiliza en dosis de 300 a 600 mg/día, según la patología referida.

ZINC

Es una molécula esencial para la actividad de más de doscientas enzimas. Más del 5% de las proteínas del organismo se unen a este metal. Una persona adulta posee entre 2 y 3 gramos de zinc, distribuidos principalmente en los huesos, tejido muscular y eritrocitos. Su actividad se relaciona íntimamente con la utilización de la energía, con la síntesis de proteínas y con la protección oxidativa. Como nutricéutico, en **Odontología Orthomolecular** el zinc nos interesa por sus funciones antioxidantes al ser un componente esencial de la superóxido dismutasa (en su forma citosólica, intracelular o extracelular, requiere de zinc y cobre para poder actuar). La superóxido dismutasa (SOD) cataliza la remoción de radicales libres superóxido (O_2^-) con formación de peróxido de hidrógeno (**capítulo 3**). Nos interesa su acción detox, ya que no sólo protege las membranas celulares de la peroxidación oxidativa y el consecuente daño tisular, sino que además es capaz de inducir la síntesis de metalotioneínas, encargadas de la desintoxicación de metales pesados. Regula el sistema inmunitario, siendo el zinc el nutricéutico más comprometido con la función inmune, principalmente con la inmunidad celular y, en menor grado, con la inmunidad retardada. Modula la formación de colágeno y acelera la cicatrización de heridas. El zinc activa la colagenasa, que es la enzima digestiva del colágeno en el intestino delgado. Al regular distintas vías de señalización proteica, permite el plegamiento y síntesis correcta de numerosas proteínas involucradas en la regeneración tisular. Asimismo, el zinc favorece la absorción intestinal de la vitamina A y acelera la remoción de los depósitos hepáticos, para asegurar la normal biodisponibilidad. También es bien conocida la aplicación local de óxido de zinc como agente cicatrizante. Posee una actividad osteoblástica donde desempeña un papel importante en el crecimiento y mineralización del hueso.

En **Odontología Orthomolecular**, el zinc forma parte de las fórmulas nutricéuticas para el tratamiento de OSTEOGÉNESIS POST IMPLANTE ODONTOLÓGICO, PACIENTES CON FRAGILIDAD CAPILAR, PACIENTE INMUNODEPRIMIDO, RETARDO EN LA CICATRIZACIÓN ÓSEA, OSTEOPENIA, CANDIDIASIS CRÓNICA, HERPES LABIAL, HALITOSIS, ENFERMEDAD PERIODONTAL, ALERGIAS INESPECÍFICAS, ABSCESOS, INFLAMACIÓN LOCAL, GINGIVITIS, CARIES DENTALES y AFTAS. Como nutricéutico odontológico, el zinc se utiliza a la dosis de 50 mg/día.

INOSITOL

Es considerado un miembro del complejo vitamínico B, por lo cual también se lo conoce con el nombre de vitamina B8. Es un polialcohol presente en el organismo, mayoritariamente en el corazón y en el cerebro. Forma parte de las membranas celulares, especialmente de las neuronas. Como nutricéutico orthomolecular, nos interesa el inositol por su capacidad de modular señales de transducción y, específicamente, su capacidad inhibitoria de la sustancia P la cual es una decapéptido, ubicada dentro de los nervios del sistema nervioso central y del sistema nervioso periférico. Su función está relacionada con las señales nerviosas transmisoras del dolor.

A mayor concentración de sustancia P,
mayor es el estímulo doloroso. Al inhibir la sustancia P,
el inositol favorece el proceso analgésico

En **Odontología Orthomolecular**, el inositol forma parte de las fórmulas nutricéuticas para el tratamiento del SÍNDROME DE LA ARTICULACIÓN TEMPOROMANDIBULAR (ATM), NEURALGIAS, DOLOR LOCAL, SÍNDROME MIOFASCIAL e INFLAMACIÓN LOCAL. Como nutricéutico odontológico, el inositol se utiliza a la dosis de 500 mg/día.

SELENIO

Es un nutricéutico esencial, su molécula es muy parecida a la molécula de azufre y puede reemplazar a este en los aminoácidos metionina, cisteína y cistina. Favorece la absorción de las vitaminas A, C y E. Potencia, además, la actividad biológica de la vitamina E. Como nutricéutico, en **Odontología Orthomolecular** el selenio nos interesa por sus funciones antioxidante, antiinflamatorias e inmunológicas. Es un componente esencial de la enzima antioxidante glutatión peroxidasa (GTx). Cada molécula de GTx contiene cuatro átomos de selenio. La glutatión peroxidasa forma parte de nuestro sistema antioxidante endógeno y neutraliza la acción del radical libre peróxido de hidrógeno, convirtiéndolo en agua. En su acción antiinflamatoria inhibe la producción de radicales libres, que favorecen la liberación de leucotrienos (por el metabolismo de las prostaglandinas), en el área inflamada. Y por último, presenta una actividad inmunomoduladora, protegiendo y acrecentando la actividad fagocitaria de las células macrófagos.

En **Odontología Orthomolecular** el selenio forma parte de las fórmulas nutricéuticas para el tratamiento de CANDIDIASIS CRÓNICA, RETARDO EN LA CICATRIZACIÓN ÓSEA, PACIENTE INMUNODEPRIMIDO, HERPES LABIAL, ALERGIAS INESPECÍFICAS, CARIES DENTALES, IN-FLAMACIÓN LOCAL y ABSCESOS. Como nutricéutico odontológico, el selenio se utiliza a la dosis de 200 µg/día.

SAMe (S- ADENOSIL METIONINA)

Es una molécula encargada de transferir grupos metilos (CH^{3-}) a los lípidos, a las proteínas y a los ácidos nucleicos. Se produce en el organismo de manera natural a partir de la metionina y el trifosfato de adenosina (ATP). Como nutricéutico, en **Odontología Orthomolecular** el SAMe nos interesa por sus funciones de conservar la capacidad de choque y textura del cartílago articular. Promueve la reparación y regeneración del cartílago articular dañado. Y además presenta la capacidad de aliviar el dolor y de mejorar la salud articular.

En **Odontología Orthomolecular**, el SAMe forma parte de las fórmulas nutricéuticas para el tratamiento del SÍNDROME DE LA ARTICULACIÓN TEMPOROMANDIBULAR (ATM) y SÍNDROME MIOFASCIAL. Como nutricéutico orthomolecular, el SAMe se utiliza a la dosis de 400 mg/día.

TAURINA

Es un nutricéutico que fue aislado por primera vez de la bilis del toro en el año 1827. Se lo describe en la literatura científica como un aminoácido, pero al carecer del grupo carboxilo *no es estrictamente uno*. Resulta una molécula clave en la composición de la bilis y necesaria para la digestión de las grasas, la absorción de las vitaminas liposolubles (A, D, E y K) y el control del colesterol sanguíneo. Como nutricéutico, en **Odontología Orthomolecular** nos interesan sus funciones como potente desintoxicante intestinal y hepática. Excelente protector contra distintos agentes xenobióticos, tales como aldehídos, clorinas y aminas. Es estabilizador de la membrana celular. Es regulador de la presión osmótica de las células y modula la concentración de calcio intra y extracelular. Por último, cabe decir que tonifica y contrarresta la fatiga muscular, provocando alivio del dolor.

En **Odontología Orthomolecular**, la taurina forma parte de las fórmulas nutricéuticas para el tratamiento del BRUXISMO, SÍNDROME DE LA ARTICULACIÓN TEMPOROMANDIBULAR (ATM), SÍNDROME MIOFASCIAL y DISBIOSIS CON HALITOSIS. Como nutricéutico odontológico, la taurina se utiliza a la dosis de 200 mg/día.

OMEGA 3

Los ácidos grasos omega 3 son un grupo de ácidos grasos poliinsaturados esenciales (AGPI). Existen seis tipos de ácidos grasos omega 3, de los cuales los principales son el ácido linolénico (LNA), el ácido eicosapentaenoico (EPA) y el ácido docosahexaenoico (DHA). El LNA es de cadena corta y el EPA, como el DHA, son de cadena larga. Las principales fuentes de omega 3 en el mundo animal son los peces de aguas frías (salmón, sardina, atún, principalmente). Dentro del reino vegetal son aportantes de omega 3 las semillas de chía, de lino, de calabaza. Como nutricéutico, en **Odontología Orthomolecular** los omega 3 nos interesan por sus funciones antiinflamatorias, donde los omega 3 modulan el proceso inflamatorio a través de mediadores metabólicos, *resolvinas* y *protectinas*, inhibiendo la actividad del factor NK-B en la transcripción de mediadores de inflamación. El EPA inhibe la transformación del ácido araquidónico (AA) por la ciclooxigenasa (COX), en sus derivados eicosanoides. (**capítulo 4**). Posee acción analgésica y las moléculas de resolvinas RvE1 son eficaces analgésicos, al reducir la inflamación y actuar en la médula óea para prevenir el dolor, tanto de origen inflamatorio (dolor crónico), como neurítico. Para finalizar, mencionamos su acción en la modulación inmunológica, donde las resolvinas de los omega 3 son potentes inmunomoduladores, involucradas en la regulación de la quimiotaxis de los neutrófilos. También mejoran la fagocitosis y disminuyen la producción de citoquinas inflamatorias.

En **Odontología Orthomolecular**, los omega 3 forman parte de las fórmulas nutricéuticas para el tratamiento de la INFLAMACIÓN LOCAL, HERPES LABIAL, NEURALGIAS y PACIENTE INMUNODEPRIMIDO. Como nutricéutico odontológico, el ácido graso omega 3 se utiliza a la dosis de 400 mg/día.

THEANINA

Es un ansiolítico natural proveniente de la planta de té verde y té negro. Desde el punto de vista molecular, la theanina es un aminoácido que atraviesa fácilmente la barrera hematoencefálica, incrementando la producción de dopamina y de serotonina. Asimismo, a nivel cerebral aumenta la actividad de las ondas alfa, logrando una relajación inducida. Como nutricéutico, en **Odontología Orthomolecular** la theanina nos interesa por sus funciones de inmunomodulación, al ayudar a la respuesta inmunitaria a aumentar la producción de linfocitos T y de inmunoglobulinas. Su efecto ansiolítico se basa en que la theanina está químicamente relacionada con la molécula de glutamato y se une a los receptores celulares del mismo. Es por este mecanismo que reduce la actividad eléctrica asociada a la ansiedad. Logra un efecto ansiolítico y de relajación natural.

En **Odontología Orthomolecular** la theanina forma parte de las fórmulas nutricéuticas para el tratamiento del SÍNDROME DE LA ARTICULACIÓN TEMPOROMANDIBULAR (ATM), BRUXISMO y PACIENTE INMUNODEPRIMIDO. Como nutricéutico odontológico, la theanina se utiliza a la dosis de 150 mg/día.

PAPAÍNA

Es una enzima proteolítica que se extrae de la papaya. Resulta muy útil en **Odontología Orthomolecular** debido a su acción antiinflamatoria, a su actividad bacteriostática, bactericida y a su capacidad de disminuir el dolor en los procesos inflamatorios. En **Odontología Orthomolecular**, la papaína forma parte de las fórmulas nutricéuticas para el tratamiento de la INFLAMACIÓN LOCAL, ABSCESOS y SÍNDROME DE LA ARTICULACIÓN TEMPOROMANDIBULAR (ATM). Como nutricéutico odontológico, la papaína se utiliza a la dosis de 100 mg/día.

MELISA

Es una hierba perenne nativa del sur de Europa (región mediterránea) cuyo nombre botánico es *Melissa officinalis*. Resulta muy útil en **Odontología Orthomolecular** por sus propiedades antioxidantes y ansiolíticas, las cuales promueven un estado de relajación general. En **Odontología Orthomolecular**, la melisa forma parte de las fórmulas nutricéuticas para el tratamiento del BRUXISMO y SÍNDROME DE LA ARTICULACIÓN TEMPOROMANDIBULAR (ATM). Como nutricéutico odontológico, la melisa se utiliza a la dosis de 200 mg/día.

VALERIANA

Al igual que la melisa, la valeriana (*Valeriana officinalis*) es también una hierba perenne que actúa como un eficaz fitonutricéutico con reconocidas propiedades sedantes y ansiolíticas, promoviendo un estado de relajación general. Es muy común su uso en calambres abdominales (cólicos).

En **Odontología Orthomolecular** la valeriana forma parte de las fórmulas nutricéuticas para el tratamiento del BRUXIS-

MO y SÍNDROME DE LA ARTICULACIÓN TEMPORO-MANDIBULAR (ATM). Como nutricéutico odontológico, la valeriana se utiliza a la dosis de 200 mg/día.

RUTINA

Es un fitonutricéutico que comúnmente se conoce como vitamina P, pero no es estrictamente una vitamina. Presenta actividad antiinflamatoria, disminuye la permeabilidad vascular y resulta una molécula moduladora de áreas cerebrales de la vía descendente del dolor.

En **Odontología Orthomolecular** forma parte de la fórmula nutricéutica para el tratamiento de la FRAGILIDAD CAPILAR. Como nutricéutico odontológico, la rutina se utiliza a la dosis de 300 mg/día.

UBIQUINONA

También conocida como coenzima Q_{10} es un lípido de síntesis endógena que se encuentra en todas las células corporales. Su denominación *ubiquinona* deriva del nombre *ubicuo* (presente en todas las células) y *quinona* (molécula capaz de crear energía). Es la responsable de la energía celular de todo el organismo y la produce de dos maneras diferentes, por un lado sintetiza las enzimas que la célula utiliza para crear ATP (adenosin trifosfato) que es la forma empaquetada de almacenar energía, y por otro crea energía directamente (sin empaquetar), desempeñando un rol importante en la transferencia de electrones y protones cuando la energía pasa a través de las paredes mitocondriales y celulares. Como nutricéutico, en **Odontología Orthomolecular** la ubiquinona nos interesa por su capacidad de producir energía para favorecer los procesos regenerativos en general y de la osteogénesis en particular. Por su actividad estimulante del sistema inmunitario, y su capacidad antioxidante en los procesos de degeneración oxidativa de los tejidos de las encías.

La ubiquinona es responsable de la producción de más del 95% de la energía necesaria para las todas las funciones metabólicas de nuestro cuerpo

En **Odontología Orthomolecular** la ubiquinona forma parte de las fórmulas nutricéuticas para el tratamiento de la GINGIVITIS, ALERGIAS INESPECÍFICAS, ENFERMEDAD PERIODONTAL, OSTEOPENIA y OSTEOGÉNESIS POST IMPLANTE ODONTOLÓGICO. Como nutricéutico odontológico, la ubiquinona se utiliza a la dosis de 100 mg/día.

La carencia de ubiquinona disminuye un 80% la actividad inmunitaria

Capítulo 10

Patologías y fórmulas nutricéuticas en Odontología Orthomolecular

Caries dentales
Gingivitis
Enfermedad periodontal
Candidiasis crónica
Herpes labial
Bruxismo
Aftas
Dolor local
Inflamación local
Síndrome miofascial
Neuralgias

Disbiosis con halitosis
Halitosis
Abscesos
Paciente inmunodeprimido
Alergias inespecíficas
Paciente con fragilidad capilar
Síndrome de la ATM
Retardo de la cicatrización ósea
Osteopenia
Osteogénesis post implante

ENFERMEDAD PRODUCIDA POR BACTERIAS

CARIES DENTAL

La caries dental es la segunda enfermedad más popular del mundo, seguida del resfrío. Su desarrollo se encuentra íntimamente vinculado con nichos microbiológicos patológicos en cavidad bucal, los cuales son consecuencia de ingestas inapropiadas de *hidratos de carbono digeribles de alto índice glucémico* y escasa higiene bucal. Existen otros factores, pero sin lugar a dudas, es la ingesta desmedida de hidratos de carbono de alto índice glucémico el principal factor inductor de la colonización bacteriana primaria. La etiopatogenia de la caries dental fue propuesta por **W. Miller** en 1882. Según **Miller,** el factor más importante en la patogenia de la enfermedad era la capacidad de gran número de bacterias bucales de producir ácidos a partir de los hidratos de carbono de la dieta. Fue **Paul Keyes,** en 1960, quien, de forma teórica y experimental, estableció que la etiopatogenia de la caries obedece a la interacción simultánea de tres elementos o factores principales: un factor *microorganismo* que, en presencia de un factor *sustrato,* logra afectar a un factor *diente.* La presentación esquemática de estos tres factores básicos se conoce como *triada de Keyes* (1960). A dicha triada se le han sumado posteriormente otros factores, como el tiempo, medio bucal, factor socioeconómico y estilo de vida, concluyendo ya no una triada, sino un verdadero conjunto etiopatogénico que resulta en caries. La cavidad bucal constituye un sistema ecológico complejo, donde algunos microorganismos son retenidos por mecanismos específicos de adherencia en las superficies de mucosas y, particularmente, en las piezas dentarias. En contacto con determinados nutrientes, estos microorganismos se relacionan con la película adquirida a través de polisacáridos y conforman un sistema donde crecen en colonias, maduran, se multiplican y generan ácidos como producto de su metabolismo. Así se inicia la caries dental, la cual se define como una enfermedad infecciosa, multifactorial y crónica de las estructuras dentales, que provoca lesiones irreversibles (en términos de biología regenerativa natural). La biopelícula que baña las superficies dentales recibe el nombre de placa bacteriana y se define como una entidad bacteriana proliferante que se adhiere firmemente a las superficies dentarias y que, por su actividad bioquímica y metabólica, ha sido propuesta como el agente etiológico principal en el desarrollo de la caries dental. Presenta una capa salival acelular adquirida y una capa formada por microorganismos (estreptococos y, posteriormente, veillonelas y lactobacilos) y polímeros extracelulares.

CLASIFICACIÓN DE CARIES SEGÚN UBICACIÓN

Caries de superficies libres
Caries proximales
Caries oclusales
Caries de fosas y fisuras
Caries de raíz

En la práctica clínica es posible medir el nivel y riesgo de Streptococos mutants y de especies de lactobacilos en saliva mediante procedimientos a través de pruebas con un medio de cultivo selectivo, que permite solo el desarrollo del microorganismo investigado.

BAJO: menos de 250.000 UFC/mL de saliva
MODERADO: entre 250.000 y 500.000 UFC/mL de saliva
ALTO: más de 500.000 UFC/mL de saliva

CARIES DENTALES

Lisina ....400 mg

Calcio lactato..600 mg

Magnesio ....600 mg

Vit. D3... U.I.

M.S.M... 1 g

Zinc..50 mg

Selenio...200 μg

Vit. B6..300 mg

Vit. C .... 1 g

OBJETIVO

Actividad antioxidante
Tonificante óseo y dental
Inmunomodulador

ENFER▾EDADES PERIODONTALES

La mucosa bucal se compone de tres zonas: por un lado la encía y el revestimiento del paladar duro, que forman la mucosa masticatoria, por otro lado el dorso de la lengua, cubierto por mucosa especializada, y finalmente la mucosa bucal, que cubre el resto de la boca. La encía es la parte de la mucosa bucal que reviste las apófisis alveolares de los maxilares y rodea el cuello de los dientes. Por lo general, el color de la encía se describe como *rosa coral* y se debe al aporte vascular, grosor y grado de queratinización del epitelio, así como a la presencia de las células que contienen pigmentos (melanina). Su tamaño corresponde a la suma total de la masa de elementos celulares e intercelulares de la encía y su irrigación. La alteración del tamaño es un rasgo común de la enfermedad gingival. El contorno o forma de la encía varia de modo considerable y depende de la morfología de los dientes y su alineación en el arco dental, ubicación y tamaño del área de contacto proximal, así como de las dimensiones de los espacios interproximales gingivales vestibulares y linguales. La encía marginal envuelve a los dientes, festoneados en las caras vestibulares y linguales. La encía es firme, resiliente, y con excepción del margen libre móvil, se fija con firmeza al hueso subyacente. La superficie de la encía posee una textura similar a la cáscara de naranja y se alude a ella como *graneada*. Se ha comprobado que se experimenta un adelgazamiento y menor queratinización del epitelio gingival con la edad. Estos hallazgos significan un aumento de la permeabilidad epitelial a los antígenos bacterianos, menor resistencia al traumatismo funcional o ambas cosas, lo que influiría en los resultados periodontales negativos a largo plazo. También se han observado aplanamiento de las papilas epiteliales y alteración de la densidad celular. Los tejidos conectivos gingivales suelen ser más densos con la edad, en contraposición con datos registrados que suceden en el ligamento periodontal, los cuales concluyen en una menor cantidad de fibroblastos y estructura más irregular. El cemento radicular aumenta en ancho como procedimiento fisiológico normal con la edad. Tal incremento es de 5 a 10 veces mayor de acuerdo con la edad.

El hueso alveolar presenta en zonas específicas del periodonto superficies óseas irregulares, cuya inserción de fibras colágenas es más irregular también. Desde el punto de vista anatómico, la encía se divide en marginal, insertada e interdental. La gingivitis aguda es de inicio súbito y duración breve, suele ser dolorosa. Una fase menos intensa de la lesión aguda se denomina subaguda.

La gingivitis recurrente reaparece luego de su eliminación mediante tratamiento o desaparición espontánea. La gingivitis crónica es de inicio lento, persiste por mucho tiempo y no causa dolor, a menos que la compliquen exacerbaciones agudas o subagudas. La gingivitis crónica es una enfermedad fluctuante en la que la inflamación persiste o resuelve. Dentro de las gingivitis, encontramos aquellas que se encuentran influenciadas inicialmente por la placa bacteriana y aquellas cuya causa es externa a la primera y que engloba un gran abanico de posibles fenómenos, tanto sistémicos como externos. Dentro de las gingivitis, más allá de la causa de su origen, encontramos aquellas localizadas, las cuales se confinan a la encía de un solo diente o bien un grupo de dientes, mientras que la gingivitis generalizada afecta a toda la boca. Aquí encontraremos hemorragia espontánea o al sondeo, cambio de coloración en la encía, siendo esta de aspecto más rojizo y «vinoso». La consistencia pasa de firme y resiliente hacia una edematosa y fibrótica. Su textura cambia de «piel de naranja» hacia un liso brillante o bien nodular, y su posición suele ir en dirección apical. Su contorno presenta cambios de agrandamiento, sin embargo, también pueden presentarse en otras afecciones. La periodontitis crónica es la forma prevalente de la periodontitis. Presenta un avance lento, pese a que en presencia de factores sistémicos o ambientales pueda modificar su relación (de equilibrio biológico) huésped/placa bacteriana, provocando que la progresión de la anomalía se torne dañina.

Aunque la periodontitis crónica se observa más a menudo en adultos, puede aparecer en niños y adolescentes como reacción a la acumulación crónica de placa y cálculo. Se define a la periodontitis crónica como una enfermedad infecciosa, que produce inflamación en los tejidos de soporte de los dientes, pérdida de inserción en los tejidos de soporte de los dientes, pérdida de inserción progresiva y pérdida ósea. Esta definición resume las principales características clínicas y etiológicas de la enfermedad: formación de placa bacteriana, inflamación periodontal con pérdida de inserción y hueso alveolar. La formación de bolsas periodontales suele ser una secuela del proceso de la afección, a menos que la recesión gingival acompañe a la pérdida de inserción. Los hallazgos clínicos típicos en pacientes con periodontitis crónica incluyen acumulación de placa supragingival y subgingival, que por lo regular se relaciona con la formación de cálculo, inflamación gingival, formación de bolsas, pérdida de inserción periodontal y pérdida de hueso alveolar.

La encía presenta con frecuencia un aumento de volumen de leve a moderado y alteraciones de color entre el rojo pálido y violeta. La pérdida del graneado gingival y los cambios de la topografía de la superficie pueden incluir márgenes gingivales redondeados o romos y papilas aplanadas o en forma de cráter. Por lo general, se asume que la gravedad de la destrucción periodontal, que ocurre como consecuencia de la periodontitis crónica, se relaciona con el tiempo de inacción en el tratamiento. Con el avance de la edad, hay mayor prevalencia y gravedad de la pérdida de inserción, sumada a un pérdida ósea por una destrucción acumulada.

La gravedad del trastorno puede describirse como leve, moderada o grave, siendo esta última la de mayor preocupación, a la cual se le reconocen pérdidas de 5 mm o más de los tejidos de inserción clínica.

GINGIVITIS

Vit. B1	150 mg
M.S.M.	800 mg
Zinc	50 mg
Vit. B3	300 mg
Vit. B6	300 mg
Ubiquinona	90 mg
Lisina	400 mg
Vit. A	10.000 U.I.
Vit. C	1 g
Calcio lactato	400 mg
Lisina	400 mg

OBJETIVO

Modulación de la inflamación
Modulación del sistema inmunológico

PERIODONTITIS AGUDA LOCALIZADA

Suele afectar a personas con buena salud general, menores de 30 años, si bien los pacientes pueden ser más mayores. La forma aguda se distingue de la forma crónica por la edad de inicio, avance rápido, naturaleza y composición de su microflora subgingival, alteraciones de la reacción inmunitaria del huésped y grupos familiares de individuos enfermos. Además, en Estados Unidos se observa una notoria influencia racial siendo de mayor prevalencia, la afección, entre los afroamericanos. La periodontitis aguda incluye tres de las anomalías que antes se clasificaban como periodontitis de inicio temprano. Clínicamente, la PAL aparece alrededor de la pubertad. Desde el punto de vista clínico, se distingue por presentación localizada en molares e incisivos, con pérdida de inserción interproximal en por lo menos dos dientes permanentes, uno de los cuales es el primer molar, y no afecta a más de dos piezas dentales, además de los incisivos y primeros molares. Una característica llamativa de la PAL es la falta de inflamación clínica, pese a la presencia de bolsas periodontales profundas, y aunque la cantidad de placa bacteriana sea escasa, suele contener acumulaciones elevadas de *A. actinomyceteconmitants*. Como sugiere su nombre, la PAL avanza con rapidez. Se ha comprobado que el ritmo de la pérdida ósea es tres veces mayor respecto a la periodontitis crónica. La pérdida vertical de hueso alveolar en torno a los primeros molares e incisivos, que comienza alrededor de la pubertad en adolescentes por lo demás sanos, es el signo diagnóstico típico de la periodontitis aguda localizada. La imagen radiográfica describe una pérdida arciforme del hueso alveolar que se extiende desde la cara distal del segundo premolar hasta la cara mesial del segundo molar.

PERIODONTITIS AGUDA GENERALIZADA

Afecta a individuos menores de 30 años, pero también a personas de mayor edad. A diferencia de su forma localizada, los afectados por la variante generalizada generan una reacción insuficiente de anticuerpos contra patógenos presentes. Desde el punto de vista clínico, la periodontitis aguda generalizada se caracteriza por una pérdida de inserción interproximal generalizada, que afecta por lo menos a tres dientes permanentes, que no son los primeros molares ni los incisivos. En los casos de periodontitis aguda generalizada, se hallan dos reacciones hísticas gingivales. Una grave, con inflamación aguda intensa, proliferante y ulcerada, de color rojo intenso. En otros casos, el tejido gingival se presenta rosado, sin inflamación y con cierto graneado, aunque puede no haberlo. Radiográficamente se han descrito pérdidas por destrucción ósea del orden del 25 al 60% en un corto período de nueve meses.

ENFERMEDAD PERIODONTAL

Ubiquinona ....150 mg
M.S.M... 1 g
Vit. E.. 400 U.I.
Zinc...200 µg
Lisina ....400 mg
Vit. C .... 1 g

OBJETIVO

Mayor regeneración del tejido de encía
Mayor estructura tisular
Modulación inflamatoria e inmunológica

ENFERMEDADES PRODUCIDAS POR HONGOS

Se conoce con el nombre de micosis a cualquier enfermedad o afección producida por hongos. Se dividen en superficiales y profundas. Las superficiales comprometen la epidermis, especialmente la capa córnea de la piel y sus faneras, o la superficie de las mucosas. Son por lo general benignas y presentan una distribución geográfica universal. Las micosis profundas pueden localizarse en la dermis, tejido celular subcutáneo, huesos, articulaciones y ganglios linfáticos, o diseminarse por vía linfohemática, comprometiendo varios órganos. Presentan una distribución geográfica característica para cada una de ellas. La invasión del cuerpo humano se realiza por contacto endógeno o exógeno, mediante restos vegetales (saprófitos), desechos o excretas de animales a través de heridas y también por la inhalación de microconidias, que vehiculizan las esporas del hongo.

Los hongos productores de micosis profundas suelen ser dimorfos, presentándose con aspecto filamentoso, con diversos tipos de esporas en su fase saprofita y de micelio unicelular brotante en los tejidos. La mayoría de las infecciones pueden ser asintomáticas o subclínicas. Curan espontáneamente y dejan como estigma hiperergia hacia los antígenos del hongo, pero también pueden diseminarse y comprometer la vida. Algunas micosis son endémicas, dependiendo del hábitat natural del hongo, en cambio, otras se atienen a las circunstancias de lugar y tiempo (principalmente «oportunistas»).

CANDIDIASIS

Los hongos del género Cándida son levaduras, es decir, que son de talo unicelular. Este género abarca más de doscientas especies sumamente ubicuas y con características muy diversas, pues algunas de ellas pueden tener un estado teleomorfo (asexuado). Desde el punto de vista médico-odontológico, la especie más patógena es *Cándida albicans*, pero en los últimos años se han agregado *C. tropicalis, C. krusei, C. grabata, C. parapsilosis* y otras cándidas *no albicans*. La *Cándida albicans* se ubica entre los deuteromicetos, dentro de la familia *Cryptococcoceae*. Forma parte de la microbiota oral accesoria o complementaria y se ha comprobado que la zona bucal más parasitada es la lengua. También se la aísla del tracto gastrointestinal. Se trata de células globulosas, ovoides o ligeramente alargadas, que miden entre 3-5 µm a 6-12 µm y se reproducen por blastoconidios que emiten una sola vez, en un plazo aproximado de 20 minutos. Es un microorganismo acidófilo y acidógeno. Se desarrolla con gran facilidad en medios artificiales de cultivo, apareciendo en 24 h., pero su máximo desarrollo se obtiene a las 48-72 h., tanto a 25°C como a 37°C. Las candidiasis son infecciones causadas por hongos unicelulares del género Cándida, que producen blastosporos (deuteromicetos). Originan afecciones cutáneas, mucosas generalmente triviales o candidiasis invasoras orgánicas leves. El agente más frecuente es la *Cándida albicans*. Otras especies que se aíslan en el hombre son la *C. tropicalis, C. parapsilosis, C. lusitaniae, C. guillermondii, C. Krusei, C. stellatoidea* y *C. pseudotropicalis*. Cándida es un parásito normal de la mucosa bucofaríngea que solo produce lesiones cuando su cantidad o virulencia aumenta o disminuye las defensas del huésped. También son contaminantes las manos y material usado por el personal del equipo de salud. En la boca también son importantes las causas locales como, por ejemplo, las prótesis (sean fijas o móviles) y la higiene deficiente. También influyen las dietas con ingesta frecuente de *hidratos de carbono digeribles de alto índice glucémico*, la hiposalivación, las cirugías seguidas de antibióticos de amplio espectro, el uso de aerosoles que contienen cortisona, la avitaminosis, el tabaquismo y los traumatismos. La infección cutánea requiere, por lo general, de microtraumatismos, maceración o humedad persistentes. La candidiasis generalizada ocurre en los hospitales, en pacientes graves tratados con antibióticos o inmunosupresores, por sondas permanentes (intravenosas o urinarias), ulceraciones gastrointestinales por sustancias o fármacos agresivos, quimioterápicos y cirugías gastrointestinales. A veces se instala endocarditis (*C. parapsilosis. y C. guillermondii*) después de la colocación de válvulas cardíacas protésicas. La candidiasis oral se puede propagar por continuidad a la faringe y a la laringe o bien por vía sanguínea, hasta alcanzar localizaciones profundas y producir cuadros graves. La candidiasis cutánea generalizada se manifiesta inicialmente por vesículas en tronco, extremidades, axilas, manos, pies, región perianal y pliegues genitocrurales. La candidiasis es una micosis muy frecuente en la cavidad bucal. Las lesiones bucales se observan como placas múltiples o confluyentes, color cremoso o blanco grisáceo. Se asientan sobre una mucosa enrojecida y se desprenden con facilidad. Producen gingivitis clínicamente indistinguible de las de otro origen. En la mucosa no adherida se observan cuadros atróficos y otros seudomembranosos, hiperplásicos y leucoplasiformes. Puede haber glositis atrófica, saburral y negra pilosa.

Las candidiasis pueden manifestarse en la cavidad bucal como granuloma moniliásico, que recuerda a la papilomatosis florida. Vegetaciones, semejantes a la sífilis secundaria tardía. Se ubican con alta frecuencia en la mucosa bucal. Prestar atención en caso de muguet, ya que es una mancha blanca que puede eliminarse con una gasa (DD: con leucoplasia y el líquen, cuyas lesiones no). Esto deja al descubierto una mucosa rojiza, a veces con erosiones mínimas (pseudomancha). En las queilitis comisurales, las comisuras presentan un color blanquecino, con fisuras y a veces con vegetaciones. Ante la sospecha clínica de una candidiasis es imprescindible realizar el diagnóstico de laboratorio. Se utilizan métodos directos, tales como examen microscópico, cultivos e identificación, por lo que se deber obtener material por raspaje de la lesión y de la lengua, pero por separado. Respecto a la actitud y atención en la odontología convencional será necesario una profusa indagación respecto al estado inmunológico. Clásicamente se suele administrar nistatina y anfotericina B en forma local o sistémica. Se deberá realizar una interconsulta médica, evaluar patologías previas y farmacoterapia preexistente.

CANDIDIASIS CRÓNICA

L-glutamina ....500 mg
Lactobacilos acidófilus (750 mil millones)......................300 mg
Lactobacilos rhamnosus (750 mil millones) ....300 mg
Selenio...200 µg
Zinc..50 mg
Vit. C .... 1 g
F.O.S. (fructuosa oligosacáridos)... 5 g

OBJETIVO

Aporte prebiótico
Aporte probiótico
Refuerzo pared intestinal
Inmunomodulador

ENFERMEDADES
PRODUCIDAS POR VIRUS

Un virus es una partícula submicroscópica nucleoproteica compleja, la cual puede poseer propiedades momentáneas y potenciales de vivir por sí misma. Los virus están formados por una cubierta externa proteica, dentro de la cual está el ácido nucleico, ya sea ARN o ADN. La superficie nucleica es antigénica, mientras que los ácidos nucleicos producen la infección y tienen la capacidad de dañar o destruir células. Varían considerablemente de tamaño y forma. Su configuración puede ser en esfera, bastón y elipsoide. Los virus no se multiplican como las bacterias, células u otros elementos vivientes. En cambio, estimulan a las células que invaden a producir ácidos nucleicos virales y proteínas en lugar de los componentes celulares habituales. Para liberarse de las células del huésped infectadas lo hacen por la destrucción completa de las mismas o hacen que las partículas virales atraviesen la membrana celular defectuosa. El hombre puede ser infectado por diferentes vías y formas, tales como la diseminación en superficie, por vía hemática o linfática y lesiones locales que posteriormente producen viremia. También entran por vía respiratoria.

HERPES SIMPLE

La palabra herpes deriva de la palabra griega *herpien*, que significa *reptar*, refiriéndose a las manifestaciones dérmicas. Quizás ningún virus sea tan común y ubicuo como el virus del herpes simple. Puede invadir varios órganos y sistemas, produciendo una variedad de síntomas, una tremenda respuesta de anticuerpos y hasta volver muchas veces a reinfectar una y otra vez, hasta transformarse en una carga psicológica también para los huéspedes inmunocomprometidos. El virus del herpes simple produce una amplia variedad de enfermedades, que varían de infecciones no manifiestas a vesículas febriles y encefalitis mortal. Es un miembro de la familia de los herpes virus, que consiste en un grupo de grandes virus cubiertos (180-200 nm de diámetro). La cápside de simetría icosaédrica, formada por 162 capsómeros, está rodeada por tegumento, una estructura de aspecto fibroso. La envoltura está construida por una capa bimolecular de lípidos y proteínas que, localizadas tanto en la cara interna de los lípidos como proyectadas hacia el exterior de la partícula, constituyen las espículas o peplómeros. Contienen ADN que pertenece a dos géneros: herpesvirus y citomegalovirus. Estos virus son inestables a temperatura ambiente y resultan inactivados rápidamente por solventes de lípidos. Los mismos del género de herpes virus que afectan al hombre incluyen al virus simple tipo 1, 2, 6, 7 y 8, el virus varicela Zóster y el *virus Epstein-Barr*. Existe un solo miembro del citomegalovirus que causa enfermedad en el hombre. El virus del herpes simple tiene una porción central interna que contiene ADN de filamento doble, que está rodeada de una cápside densa. Es un icosaedro de 162 capsómeras huecas, rodeadas por una cubierta laminar que contiene lípidos y glucoproteínas. A causa del tamaño variable de la cubierta, el diámetro global del virus es de 150 a 200 nm. Los virus herpes simple (VHS) son de distribución mundial. No existen patrones estacionarios conocidos de la infección. Puesto que esta va seguida de aparición de anticuerpos, los cuales persisten durante toda la vida, puede conocerse la incidencia de infección por la determinación de estos. La prevalencia de anticuerpos contra el HSV aumenta en la infancia, en tanto que el período principal de la infección del tipo HSV-2 se lleva a cabo después de la pubertad. La transmisión, al parecer, ocurre por contacto directo entre una persona y otra y no hay reservorio animal. El HSV-1 se transmite sobre todo por contacto con secreciones bucales y el VHS-2 por contacto con secreciones genitales. Al parecer, la transmisión puede suceder por personas con infección manifiesta o excretoras asintomáticas. Sin embargo, uno u otro tipo se introducen directamente en la piel, globo ocular (conjuntiva) y cavidad bucal. Hay infecciones recurrentes de labios o zona peribucal en un 20% a 40% de la población. Algunos datos sugieren que este índice aumenta en personas con histocompatibilidad especial HLA-A1. Las recurrencias suceden con una frecuencia de un ataque en varias semanas o, rara vez, una o dos veces al año. Suelen presentarse en el mismo sitio y aparecen, a pesar de la existencia de anticuerpos circulantes o locales, con signos prodrómicos.

GINGIVOESTO ATITIS HERPÉTICA O PRI OINFECCIÓN

Con frecuencia la infección primaria por HSV-1 es asintomática, pero una proporción reducida de personas experimentan gingivoestomatitis, preferentemente en la infancia. Esto ocurre sobre todo en niños de tres años, con una mínima incidencia en adolescentes y adultos. Después de un período de incubación de dos a doce días, aparecen síntomas prodrómicos de fiebre. Luego, se instalan lesiones bucales con intenso dolor, aumento de la salivación, mal aliento y temperatura de ±39° C. Las lesiones bucales se localizan en la mucosa bucal, mucosa gingival y en la lengua principalmente, donde se manifiestan como vesículas múltiples, sobre una base eritematosa (halo) de bordes circinados, que luego por el trauma de la masticación se erosionan, dejando salir un líquido viscoso claro. Si se extiende a la piel del labio, se cubre de una costra melicérica (aspecto de miel). Las vesículas de la encía se cubren de una capa o pseudomembrana amarillenta. Por lo común se registra leucocitosis en los exámenes de laboratorio. La enfermedad varía mucho en cuanto a la intensidad y duración y cura en forma espontánea, sin dejar cicatriz. En adolescentes, la infección primaria se presenta generalmente en forma de faringitis antes que gingivoestomatitis, aunque pueden combinarse ambas formas. La faringitis se manifiesta por malestar en la orofaringe, con adenopatía cervical, exudado y fiebre y, en algunos casos, cefalea. También puede asociarse con mialgias y disfagia. La afección gingival es el aspecto más significativo del cuadro clínico y es usado para diferenciar gingivoestomatitis herpética aguda o de primoinfección de otros procesos eruptivos agudos de la mucosa bucal. Debe tenerse en cuenta que en adultos esta afección se presenta como «lengua saburral», lo cual puede ayudar al diagnóstico.

HERPES LABIAL

Lisina ....500 mg
Zinc...50 mg
Selenio..200 µg
Vit. E .... 400 U.I.
Omega 3..400 mg
Vit. C .... 1 g

OBJETIVO

Inmunomodulación
Actividad antiherpética de la lisina

PRINCIPALES SIGNOS Y SÍNTOMAS

BRUXISMO

Barrancos (2006) define al bruxismo como una actividad parafuncional que consiste en el apretamiento y frotamiento excesivo de los dientes entre sí, en forma rítmica y que conduce al desgaste de una o más piezas dentales. La tendencia al apretamiento y el frotamiento dental ha sido descrita en la literatura tanto en animales como en seres humanos. Esta patología puede relacionarse con el dolor muscular tanto en la zona de la cabeza, el cuello, los hombros y la espalda, como con la disfunción temporomandibular y las interferencias oclusales. La actividad parafuncional incluye el apretamiento y frotamiento dentario, hábitos parafuncionales y fatiga muscular (hipertonismo, miositis y mialgias). Lo interesante es que la oclusión funcional se encuentra regulada por los contactos dentarios presentes en el movimiento oclusal fisiológico, mientras que la oclusión parafuncional es regulada por un factor externo al dentario. Si bien se creía que el bruxismo se produce en mayor medida en el llamado sueño profundo o REM, los trabajos de investigación han demostrado episodios de bruxismo relacionados con las tres etapas del sueño. Lo cierto es que el bruxismo puede ser y variar su duración e intensidad de acción, pudiendo manifestarse en forma variada, tanto por la posición de la persona como también por la propia ciclicidad de la dolencia. Durante décadas se relacionó al bruxismo en forma directa con las interferencias oclusales. Pero a través de estudios más modernos y el análisis de la actividad muscular, como la electromiografía, se encontró una relación directa con la hiperactividad muscular aumentada durante un período de estrés, lo que podría manifestarse con posterioridad en episodios de dolor muscular.

Personalmente, como odontólogo clínico abocado a las patologías del dolor, entiendo que las interferencias oclusales son el factor más importante para el desarrollo de bruxismo, sea este diurno o nocturno, da igual. Así mismo, es fundamental diagnosticar el tipo de interferencia y siempre equilibrar los microplanos y planos dentales hacia sus arquitecturas originales. Nunca mediante desgastes (terapéutica que solo mejora el estado emocional del paciente al corto plazo pero que agrava el clínico al mediano y sobre todo al largo plazo).

RECONOCI▼IENTO DEL PACIENTE BRUXÓ▼ANO

Dentro de los signos podemos identificar a las llamadas «facetas dentarias», que se identifican clínicamente en la consulta odontológica como desgastes ubicados en las zonas del diente donde debería existir una cúspide o un borde incisal. Por otro lado, desde los síntomas encontramos el dolor, ya sea de forma unilateral o bilateral. La combinación de ambos nos proporcionará información suficiente para comenzar a sospechar que una persona sufre de bruxismo. Por lo descrito anteriormente, el bruxismo se considera en relación directa, tanto por interferencias oclusales como por estados externos a los odontológicos, pudiendo desencadenarse por una vía, por otra o bien combinada. Aun así, una vez desencadenada la afección, se verán afectados todos los sistemas involucrados y comenzará un círculo vicioso.

TRATAMIENTO DEL PACIENTE BRUXÓMANO

El tratamiento del paciente bruxómano se realiza en dos etapas bien marcadas: la primera odontológica, a través de la desprogramación y reprogramación muscular, seguida de la rehabilitación de los planos y microplanos dentales subsiguientes. La segunda, a través de nutricéuticos orthomoleculares adjuntos.

BRUXISMO

Calcio lactato... 1,5 g
Magnesio ....750 mg
Taurina...200 mg
Ácido pantoténico ....500 mg
Vit. B3...300 mg
Vit. B6...300 mg
Melisa...200 mg
Valeriana ....200 mg
Theanina..150 mg
Lisina ....400 mg

OBJETIVO

Relajación muscular
Ansiolítico
Antiestrés

AFTAS

Un afta es una úlcera superficial, pequeña, redondeada, blanquecina y con borde rojo bien delimitado, que aparece durante el curso de ciertas enfermedades. Suele ser recurrente. Se forma en la mucosa de la boca, en otras partes del tubo digestivo o en la mucosa genital. El afta bucal u oral, estomatitis aftosa o úlcera bucal, es una lesión o erosión mucosa, como una pequeña herida o llaga, que se localiza generalmente en la mucosa oral, de bordes planos y regulares y rodeada de una zona de eritema. Las causas que provocan el desarrollo de las aftas bucales no están completamente claras, si bien se sabe que tienen un origen multifactorial. Entre los principales factores que modifican la respuesta inmunitaria se incluyen deficiencias nutricéuticas, alergias a alimentos, enfermedades sistémicas (tales como la enfermedad celíaca, la *enfermedad de Crohn*, la colitis ulcerosa y el SIDA), trastornos hormonales, algunas infecciones virales y bacterianas, el aumento del estrés oxidativo, lesiones mecánicas, la ansiedad y el tabaco. Se ha demostrado en numerosos estudios que las aftas orales recurrentes aparecen principalmente en pacientes con trastornos gastrointestinales, especialmente en aquellos que padecen enfermedad inflamatoria intestinal (colitis ulcerosa, *enfermedad de Crohn*) y enfermedad celíaca. Las razones que explican esta correlación son, por un lado, las deficiencias de nutrientes y micronutrientes y, por otro, la aparición de reacciones autoinmunes, que son características típicas de estas enfermedades. Las aftas recurrentes u otras lesiones bucales pueden constituir los primeros signos que indican la presencia de estos trastornos. No en vano la palabra «esprúe», utilizada en gastroenterología para denominar ciertas dolencias (esprúe celíaco, esprúe tropical), deriva de la palabra holandesa *spruw*, que significa *aftoso*. En el caso de la enfermedad celíaca, puede tratarse de su única manifestación y constituye una importante ayuda para orientar el diagnóstico, ya que esta enfermedad cursa con frecuencia sin síntomas digestivos o completamente asintomática, por lo que el diagnóstico se demora durante años, con importantes consecuencias negativas sobre la salud. La estomatitis aftosa se presenta con una o más lesiones recubiertas de una capa amarillenta sobre una base roja, las cuales tienden a recurrir. No suele acompañarse con fiebre, aunque a menudo son dolorosas. Por lo general, comienzan con una sensación de ardor en el sitio de la futura úlcera. Al cabo de varios días progresan a una tumefacción que se vuelve ulcerosa. El área de color gris, blanca o amarillenta se debe a la formación de fibrina, una proteína asociada con la coagulación de la sangre.

AFTAS

Vitamina C .... 1 g
M.S.M. (metilsulfonilmetano) .... 1 g
Zinc .... 50 mg
A.A.L. (Ácido alfa lipoico) .... 150 mg
Vit. B1 .... 150 mg
Ácido fólico .... 10 mg
Biotina .... 10 mg
Vit. B 12 .... 2000 µg

OBJETIVO

Acelerar la cicatrización epitelial
Aumentar el umbral de dolor
Acción antiestrés

INFLAMACIÓN Y DOLOR LOCAL

John Bonica fue el padre del enfoque del dolor y fue quien introdujo el concepto de que el dolor es una entidad específica, más que solo un síntoma. **Milton** describe al dolor como la miseria perfecta, el peor de los demonios, que en exceso destruye toda paciencia. La teoría de la transmisión dual, hoy día en boga, la inició en 1959 **Noordenbos,** quien formuló el concepto de que las sensaciones se transmitían de manera central por dos sistemas. Nervio mielinizado («sistema lento») y desmielinizado («sistema rápido»). Esto llevó al concepto actual de la *compuerta* *de Melzack y Wall*, que se ha estudiado y modificado posteriormente. Para la International Association for the Study of Pain, Subcommitee on Toxonomy, el dolor es la experiencia desagradable, sensorial y emocional, vinculada con daño tisular real o potencial, o descrita en términos de tal daño. De ahí su diferencia con la *alodinia*, que se define como dolor que resulta de un estímulo que normalmente no provoca dolor. También define a la neuritis como la inflamación de uno o más nervios; a la neuralgia como al dolor en la distribución de un nervio aferente; al punto desencadenante como al área hipersensible en un músculo o tejido conjuntivo; al umbral de dolor como intensidad mínima de un estímulo con el cual el sujeto presenta dolor y al síndrome de dolor crónico como el dolor persistente y desproporcionado con los problemas físicos o enfermedades existentes, que preocupa en exceso a quien lo padece.

Divinum est opus sedare dolorum,

«Aliviar el dolor es obra divina»

Hipócrates de Cos

▼ ODULACIÓN DEL DOLOR

Hoy en día, se considera que las sustancias opioides se sintetizan dentro de las células nerviosas. Estas sustancias, que mimetizan la acción de narcóticos y analgésicos, se denominan endorfinas (encefalinas). Al hacerse aparentes los sitios neurológicos, la investigación subsecuente dilucidó que los aspectos químicos y fisiológicos de estos procesos moduladores del dolor suceden en el hipotálamo, cerebro medio, área gris periacueductal y médula anterior. Las encefalinas, que actúan en sitios neurales periféricos, también se presentan en GRD, médula espinal, cerebro medio, hipotálamo, área gris periacueductal y médula anterior. Los primeros neuropéptidos descubiertos fueron leucina y metionina. . Desde entonces se han descubierto muchas más. Se han identificado en la actualidad los aminoácidos (ácido glutámico y ácido aspártico), que actúan en los receptores para N-metil-D-aspartato (NMDA) en el cuerno dorsal. La hiperactividad de los receptores centrales puede iniciarse por estimulación eléctrica de fibras C, que aparentemente sucede a través de estos receptores NMDA. La hiperexitabilidad puede prevenirse con la administración de antagonistas D-CPP NMDA. La keratina, antagonista NMDA no competitivo, se ha considerado efectiva para reducir dolor post operatorio. En la actualidad se estudian medicamentos similares a la keratina y también se investigan otros sitios que no sean NMDA. Incluidas entre las numerosas endorfinas se encuentran la noradrenalina y la serotonina. La serotonina (5-hidroxitriptamina) se ha dividido en tres tipos principales, cada uno de los cuales tiene un subtipo de receptor. El rafe dorsal del cerebro medio tiene la concentración más alta de receptores tipo 1α para serotonina en el cerebro. El hipotálamo puede ser el sitio de activación de la migraña y cefaleas congestivas. El tálamo posterior, que contiene células que regulan la función autónoma, está de manera estrecha relacionado con el hipotálamo anterior, que contiene núcleos supraquiasmáticos. Estos núcleos controlan las funciones circadianas principales en los mamíferos. Esto puede explicar la ritmicidad de muchos dolores, incluso las cefaleas congestivas relacionadas con el tiempo y otros dolores. Este marcapasos hipotalámico está mediado por el sistema serotoninérgico. Aún no está clara la función de la NMDA en migraña, variantes de migraña y cefalea congestiva. Todos los mecanismos neurológicos mencionados antes se proponen en los mecanismos presentados por **Foster y Sherrington** en 1987, lo que implica que todos los mensajes transmitidos dentro del sistema nervioso se traducen eléctricamente. Hay numerosas sinapsis a lo largo del curso de los nervios, en los cuales los mensajes se convierten en impulsos eléctricos. Se considera que estos mensajes son moléculas difusibles llamadas *neurotransmisores*. En este concepto, la neurona post sináptica despolariza miles de señales en las sinapsis y genera así un potencial de acción. Esto constituye la teoría de la *neurona de Waldeyer y Cajal*. **Golgi** refutó de manera parcial esta teoría y ofreció a su vez una teoría del enrejado y llamó a este concepto «sincitio funcional». El término *sincitio* se define como «grupo de células en las cuales el protoplasma de una célula es contiguo con la de las células adyacentes». Esto apoya el concepto de **Golgi** y no refuta los impulsos de transmisión a través del sistema nervioso central, hipotálamo y tálamo. Sólo cuestiona el medio a través del cual sucede la transmisión. El primer sistema se denomina *transmisión por cables* (TC) y al último se le designa *transmisión por volumen* (TV). Las señales viajan a través de impulsos eléctricos y químicos por el líquido extracelular. No se pueden identificar las vías anatómicas directas, pero se pueden reconocer el sitio de liberación de la señal y el blanco. El sistema de transmisión por cables no puede efectuar acoplamiento morfológico entre los sitios de liberación de neurotransmisores y los sitios receptores sinápticos, lo que determina el llamado acoplamiento disparejo *transmisor-receptor*. Un neuropéptido complejo, como el neuropéptido Y (NPY), inyectado con una microcánula en el cuerpo estriado, puede alcanzar distancias mayores de 1 mm, en dosis suficientes para que sea un neurotransmisor efectivo. Su presencia inicia una modulación sostenida de los receptores del sistema nervioso central y crea un síndrome de respuesta. La capacidad de provocar analgesia, que resulte en insensibilidad al dolor sin pérdida de conciencia, está afectada a todos los niveles del sistema nervioso central por un *sistema descendente de control del dolor*.

Según **Giglio**, el dolor es una manifestación en la cual interactúan procesos fisiopatológicos y psicopatológicos, siendo el más común y penoso de los efectos de una enfermedad. Aliviarlo o suprimirlo es uno de los deberes del profesional de la salud. Esta es la manifestación que previene y alerta al organismo sobre *el peligro* de una noxa, hipoxia/ anoxia o agente lesivo. Representa un estado consciente con tono afectivo desagradable que es acompañado, generalmente, por reacciones que intentan suprimirlo o atenuarlo. Es una sensación percibida con diferentes intensidades en distintas personas y aun en la misma persona, si esta tiene motivación más importante que «el hecho de sentir dolor». Las estructuras orgánicas muestran diferentes «sensibilidades dolorosas». Las estructuras anatómicas que participan en la recepción, transmisión y reacción al dolor están formadas por fibras y estructuras nerviosas integradas en el sistema espinotalámico lateral. En la clasificación esquemática del dolor encontramos que puede ser catalogado según su origen: superficial o profundo, y según su duración (agudo, crónico o referido). Otra forma de clasificarlo es según su génesis, pudiendo ser de tipo orgánico o bien psicógeno. En odontología, el dolor agudo de la cabeza y la cavidad bucal acompaña en forma frecuente a procesos patológicos ubicados en las piezas dentarias y sus estructuras conexas. Por ello, la evaluación de un dolor ubicado en la cabeza y la cara debe, necesariamente, incluir un examen odontológico. Los exámenes de las piezas dentarias, de la ATM, de las glándulas salivales y de la mucosa bucal son necesarios para establecer el diagnóstico de dolor miofascial.

En cuanto al dolor dentario, las piezas dentarias poseen una poderosa capacidad nociceptiva y entre los estímulos desencadenantes encontramos el frío, calor, sustancias químicas e interferencias mecánicas, entre las de mayor relevancia. El dolor dentario presenta pobre localización, puede ser referido a otras estructuras, puede ser sordo, pulsátil o punzante y de umbral variable. Tanto la dentina como la pulpa poseen terminaciones nerviosas, no así el esmalte y cemento dental. El dolor dentario es comparado con el dolor visceral y no con nociceptores de la piel.

TEORÍA HIDRODINÁ▾ICA DEL DOLOR DENTARIO

Las fibras pulpares se proyectan a los núcleos sensoriales del trigémino (V par craneal) y de ahí a la corteza cerebral (percepción consciente del dolor). Otras se dirigen al tálamo y a la corteza límbica (reacción del dolor). El dolor originado en la región cefálica se transmite en su mayor parte por fibras del nervio trigémino, aunque también en pequeño grado por el nervio facial (VII par craneal). Las fibras dolorosas del nervio facial tienen su cuerpo celular en el *ganglio Superior*. Las ramas periféricas llegan a la piel, a la altura de la región auricular. Las fibras dolorosas del nervio glosofaríngeo (IX par craneal) tienen ramas periféricas que se distribuyen por el tercio posterior de la lengua y la faringe, en tanto que las ramas proximales pasan al tronco cerebral y allí se juntan con la raíz descendente del nervio trigémino. Tiene un tronco sensitivo grande y uno motor pequeño. El tronco sensitivo conduce sensaciones de la cara y de la parte superior de la cabeza. El nervio trigémino se divide a nivel del *ganglio de Gasser* en tres ramas: nervio oftálmico, nervio maxilar superior y nervio maxilar inferior.

DOLOR LOCAL

D-L fenilalanina ....200 mg
Inositol..500 mg
M.S.M..1,5 g
Lisina ....400 mg
Vit. B3..300 mg
Vit. B6..300 mg

OBJETIVO

Aumentar umbral del dolor
Acción antidepresiva
Acción serotoninérgica
Inhibición sustancia P (analgesia)

INFLA▾ACIÓN

El proceso inflamatorio (reacción local frente a un agente lesivo) puede ser agudo o crónico. La inflamación aguda es una reacción local (dura horas o pocos días) ante la presencia de un agente lesivo. En un principio es beneficiosa, pero su progresiva falta de resolución es causa de enfermedad o afecciones diversas. No hay inflamación si no hay participación del tejido conjuntivo vascular. El proceso se desarrolla en el tejido conjuntivo y en los parénquimas circundantes, donde en su transcurso se producen cambios fundamentales de calibre vascular y caudal de sangre con aumento de la permeabilidad vascular, y cambios de infiltración hacia los tejidos por diferentes leucocitos. Estos cambios son responsables de las manifestaciones clínicas y de los hallazgos histológicos que se observan. Cuatro de ellos constituyen la denominada *tétrada de Celsius*: tumor, rubor, calor y dolor. Los mediadores químicos de la inflamación son específicos o iguales a los que intervienen en el dolor:

- Prostaglandinas
- Proteínas plasmáticas
- Aminas vasoactivas
- Actores linfocíticos
- Productos de neutrófilos
- Pirógenos endógenos

Aunque muchas bacterias son capaces de degradar en forma directa los tejidos del hospedero, la mayoría de los estudios han sugerido que los tejidos conectivos, tanto duros como blandos, serían destruidos principalmente por mecanismos de autodegeneración. En este contexto, la pérdida de tejido conectivo representa una reacción defensiva contra las bacterias. Clínicamente la pérdida de tejido periodontal puede interpretarse como la destrucción que realiza el hospedero como consecuencia de la inflamación. Las citoquinas, las prostaglandinas, los leucotrienos, las anafilotoxinas, las quininas y las aminas biológicamente activas desempeñan un papel clave en la inducción, la ampliación, la persistencia, el control y la resolución de la inflamación. Las prostaglandinas han recibido una atención especial debido a su importante papel en la inflamación y los niveles elevados de este mediador han podido asociarse con la destrucción del tejido periodontal.

INFLAMACIÓN LOCAL

Bromelina .... 400 mg
M.S.M. .... 1 g
L-glutamina .... 500 mg
Omega 3 .... 300 mg
Omega 6 .... 300 mg
Papaína .... 100 mg
Vit. E .... 400 U.I.
Zinc .... 50 mg
Selenio .... 200 µg
Inositol .... 500 mg

OBJETIVO

Modula peroxidasas y leucotrienos
Incrementa producción de PGE3 e inhibición de PGE2
Efecto antiinflamatorio e inmunomodulador
Inhibición sustancia P (analgesia)

NEURITIS

El término neuritis se utiliza en medicina para describir la inflamación de un nervio, que puede dar como resultado dolor, aumento de sensibilidad, falta de sensibilidad o sensación de hormigueo (parestesia) en el sector del organismo afectado. Por extensión, se utiliza la palabra neuritis cuando está afectada la función de un nervio periférico, aunque no exista inflamación. Si se afecta un único nervio, la situación se describe como mononeuritis y cuando son varios se denomina polineuritis.

SÍNDROME DE DOLOR MIOFASCIAL

La International Association of Pain clasifica a estos síndromes de dolor musculoesquelético de la siguiente manera: síndrome de fibromialgia primaria (SFP), también denominado fibrositis o síndrome de dolor miofascial difuso; síndrome de fibrositis difusa; síndrome de dolor miofascial (SDM); síndrome de dolor y por último, disfunción temporomandibular (DTM). **Mc Cain** y **Scudds** citan, entre los criterios diagnósticos: hipersensibilidad local en uno o más puntos; dolor referido; presencia de una banda tirante palpable, respuesta en sacudida tras la palpación rápida y debilidad muscular con movimiento limitado. El control normal y fisiológico de la actividad muscular coordinada puede verse influenciado por perturbadores que alteran este flujo normal. Dichos perturbadores son la fatiga, la ira, impaciencia, angustia, depresión, aburrimiento, tensión y la práctica o entrenamiento inadecuado. La contracción muscular, que entonces es «anormal» debido a la disociación del mecanismo neurológico por el perturbador, impone una tensión aguda (contracción o alargamiento excesivo) en el músculo, que *lesiona el retículo sarcoplasmático*, lo que resulta en la liberación y retención excesiva de iones de calcio a partir de la contracción muscular excesiva o prolongada. Los músculos en reposo y durante la contracción y relajación fisiológica están bajo el control voluntario del sistema corticoespinal, a través de las células del asta anterior, dentro de la sustancia gris de la médula espinal. Dependiendo de la severidad, duración o recurrencia de las tensiones de estos perturbadores, hay una reacción muscular proporcional. La contracción muscular sucede mediante acortamiento de los elementos contráctiles, como un deslizamiento de los filamentos de actina sobre los filamentos de miosina. Este proceso se da en virtud de la despolarización, a partir del calcio liberado del retículo sarcoplásmico. Después de la contracción, el retículo reacumula calcio. Si la contracción es excesiva, se libera calcio en exceso y permanece, haciendo que el músculo permanezca contraído. Esta contracción sostenida ocasiona metabolismo excesivo, sin control dentro del músculo, lo que a su vez demanda una reacción vasomotora extra. Los metabolitos liberados por esta contracción muscular provocan vasoconstricción. Esta reacción neurovascular tiene una reacción retrógrada del sistema nervioso somático y simpático por la cual el músculo permanece contraído. Al continuar contraído, el músculo continúa su metabolismo en exceso activo, pero avascular. Hay acortamiento de un músculo y alargamiento de su antagonista, hay isquemia y acumulación de residuo metabólico de la contracción muscular. Aparecen traumatismos de los vasos sanguíneos, lo que origina la liberación de serotonina a partir de las plaquetas liberadas. Todas estas actividades permiten que se liberen sustancias como histamina o serotonina y provocan el desdoblamiento del ácido araquidónico, que se desdobla de manera adicional hasta fosfolípidos, formando finalmente prostaglandinas (prostaglandina E). El SDM es una manifestación musculoesquelética, que conlleva los siguientes criterios clínicos: debilidad muscular, hipersensibilidad local, dolor referido, sacudida local en respuesta a la percusión, palpación de bandas fibrilares. En general, el dolor miofascial es agudo, profundo y sordo, que se exacerba por la contracción o el estiramiento activo del músculo (suele ser desproporcionado con los problemas físicos o enfermedades existentes). La hipersensibilidad y la rigidez se muestran exacerbadas al levantarse por la mañana; las recurrencias son frecuentes durante el resto del día. Entre sus manifestaciones clínicas encontramos áreas gatillo, dolor a la palpación de los músculos masticadores y del cuello, localización bilateral y mialgia constante. Muchas veces, las secuelas del dolor muscular después del traumatismo permanecen durante períodos largos, mucho después de que se haya olvidado el incidente inicial. El dolor puede continuar durante meses e incluso años y, aunque se considera benigno, puede ser de manera significativa incapacitante. Durante el examen físico, el músculo que se va a examinar se debe estirar hasta que sus fibras estén bajo tensión. Este estiramiento debe evocar malestar, pero con dolor referido. El dolor es evocado cuando el músculo afectado se estira hasta dos tercios de su longitud normal, entonces se practica palpación a lo largo de toda la longitud del músculo, hasta que se encuentra el punto de máxima sensibilidad. Se conserva la presión local de manera constante contra ese sitio para confirmar la hipersensibilidad persistente. En realidad, el músculo se puede palpar en forma de pellizco entre los dos dedos examinadores si el vientre muscular es accesible de esta manera. El estiramiento activo del músculo afectado intensifica el dolor, que ocasiona de manera reflexiva la contracción adicional al intensificarse el foco irritable, lo que explica por qué muchas veces la actividad diaria intensifica el dolor y la hipersensibilidad localizada. Cuando un músculo afectado es deslizado entre dos dedos, puede presentarse una reacción muscular denominada «sacudida» o «signo de brinco». Si existe un nervio en la vecindad del músculo inflamado, se puede presentar un dolor neurológico referido o parestesia, como adormecimiento distal, hormigueo, hiperestesia o hiperparestesia. Resulta sumamente importante que el médico y el odontólogo tengan un conocimiento preciso del origen y la inserción del músculo, así como de la función, y se debe practicar una búsqueda diligente de los puntos desencadenantes. La producción del síntoma confirma el diagnóstico, como se pone en evidencia en los criterios anteriores. Se deben estudiar los sitios comunes de los puntos desencadenantes y las áreas de referencia evocadas para un diagnóstico exacto. Los mecanorreceptores en la periferia, que normalmente transmiten su impulso a través del ganglio de la raíz dorsal para afectar las *capas de Redex*, hacen impacto contra la región de neuronas dinámicas hipersensibles, y se presenta dolor a partir de lo que de otra manera era una mecanosensación al tacto o movimiento. Entonces se puede iniciar una sensación dolorosa (nocicepción) por el solo tacto, cambio de temperatura o vibración. Debido a la mayor secreción de factores adrenérgicos, el nervio se hace más sensible a los agonistas adrenérgicos y transmite más potenciales de impulsos de fibras nerviosas hasta la médula espinal.

SÍNDROME MIOFASCIAL

D-L fenilalanina ....200 mg
SAMe ....400 mg
M.S.M. .... 1,5 g
Zinc ....50 mg
Taurina ....200 mg
Calcio lactato ....400 mg
Magnesio ....400 mg
B1 ....150 mg
Ácido alfa lipoico ....150 mg
Vit. B3 ....300 mg
Vit. B6 ....300 mg
Lisina ....400 mg
Inositol ....500 mg

OBJETIVO

Relajación y analgesia muscular
Aumento de opioides naturales
Antiestrés

El objetivo del tratamiento es disminuir el dolor hasta niveles tolerables, mejorar la función diaria y evitar la incapacidad física y psicológica permanentes. Una vez que se ha establecido el diagnóstico, el procedimiento principal se considera la aplicación de aerosol y el estiramiento de las bandas musculares o puntos desencadenantes. Este abordaje desactiva los puntos hipersensibles irritantes e interrumpe los patrones neuromusculares, incluso si existen puntos hipersensibles diseminados. No se requiere la localización precisa de los puntos desencadenantes, sino solo localizar el músculo individual afectado. La inyección mioneural del punto desencadenante requiere una localización más precisa. El tratamiento, después del aerosol y el estiramiento, puede comprender calor profundo, masaje, TENS, biorretroalimentación y acupuntura si el dolor es intratable o persistente. Se deben identificar factores neuromusculoesqueléticos, como postura, y cuando se evoca inflexibilidad tisular, se deben estirar de manera activa y pasiva estos tejidos (músculo y fascia).

NEURALGIAS

Ácido alfa lipoico	150 mg
Ácido fólico	10 mg
Vit. B6	300 mg
Vit. B3	300 mg
Vit. B1	150 mg
Vit. B12	2.000 µg
Vit. C	1 g
Vit. E	400 U.I.
Cobre	1 mg
M.S.M	800 mg
D-L fenilalanina	200 mg
Omega 3	400 mg
Inositol	500 mg

OBJETIVO

Regeneración de la vaina mielina
Modulación de la inflamación
Aumentar el umbral del dolor
Inhibición de sustancia P
Inhibición de fosfolipasa A y COX

FACTORES QUE PROMUEVEN EL DESARROLLO BACTERIANO

Temperatura

Humedad

Potencial redox

pH bajo

Nutrientes (sacarosa, saliva y exudado gingival)

FACTORES QUE LIMITAN EL DESARROLLO BACTERIANO

Escasez de nutrientes

Factores antibacterianos salivales

pH alto

Deglución

DISBIOSIS

La ecología comprende el estudio de las relaciones entre los microorganismos y el ambiente. La cavidad bucal se considera un ambiente y las propiedades de este ambiente influyen en la composición y la actividad de los microorganismos que se encuentran en él. El sitio donde los microorganismos crecen es el hábitat. Los microorganismos que permanecen y se desarrollan en un hábitat particular constituyen una comunidad microbiana formada por especies individuales. La comunidad, en su hábitat específico, junto con los elementos abióticos, con los cuales los microorganismos están asociados, constituye un ecosistema. El término nicho ecológico describe la función de los microorganismos en un hábitat particular y marca su papel en la comunidad. Este papel está dado por las propiedades biológicas de cada población microbiana. Las especies con funciones idénticas en un hábitat particular compiten por el mismo nicho. La coexistencia de diversas especies en un hábitat se debe a que cada una de ellas tiene una función diferente y se interrelaciona con las otras. La microbiota de la cavidad bucal es compleja (comprende hasta el presente más de trescientas especies) e incluye microorganismos endógenos y exógenos, que pueden colonizar y comportarse como oportunistas si el medio bucal y los condicionantes sistémicos los favorecen.

FACTORES QUE INFLUYEN EN LA DISTRIBUCIÓN DE LA MICROBIOTA EN LA CAVIDAD BUCAL
Secreción salival
Estado gingival
Nutrición y metabolismo microbiano
Enfermedades sistémicas
Tabaco y alcohol
Drogas
Medicación
Dieta
Potencial óxido-reducción
Interacciones microbianas
Trastornos hormonales

Las distintas interacciones ecológicas que se producen en la cavidad bucal son las que determinan las características cualitativas y cuantitativas de la totalidad de su microbiota en los distintos nichos ecológicos y en las distintas situaciones de salud (eubiosis) y enfermedad (disbiosis). Asimismo, la cavidad bucal ejerce control sobre el número de microorganismos presentes y el desarrollo de estos se limita de acuerdo con el número de nutrientes que llegan por vía exógena. La presencia de factores antibacterianos en la saliva, el mecanismo de deglución y la continua exfoliación de células epiteliales de la mucosa bucal son factores limitantes adicionales. La cavidad bucal del feto intrauterino se encuentra libre de gérmenes, y es a partir del nacimiento, que dicha cavidad queda expuesta a la microbiota del tracto vaginal materno, desde donde aparecen microorganismos tales como especies de corinebacterias, lactobacilos, cocos estrictos y algunos protozoos para comenzar a colonizarla. Los microorganismos que colonizan la cavidad bucal del recién nacido (a partir de aproximadamente las 8 hs. de alumbramiento) constituyen la denominada *comunidad pionera*. Los primeros en instalarse y los más numerosos son los estreptococos (*S. salivarius*), que colonizan la lengua y las mucosas, los cuales también se los encuentran libres en saliva. Pueden identificarse otros géneros como, por ejemplo, estafilococos, lactobacilos, neumococos, coliformes, sarcinas, *Neisseria*, *Haemophilus* y *Cándida albicans*. *S. salivarius* es el único que suele aparecer de manera constante en alto número. La cavidad bucal es selectiva y los microorganismos que ingresan en ella no siempre son capaces de establecerse en nichos ecológicos. El medio bucal experimenta sus mayores cambios alrededor de los seis meses de vida, siendo este el momento de erupción de las primeras piezas dentarias temporarias. Se establecen microorganismos capaces de adherirse a la superficie del esmalte y al margen dentogingival (*S. sanguis* y *S. mutans*). La microbiota presente al completarse la dentición temporaria y más tarde la dentición permanente, conforma la denominada *comunidad clímax*. Con la pérdida de las piezas dentarias a lo largo del tiempo, los microorganismos cambian en tipo y composición, se asemejan a los que se hallaban presentes antes de la erupción dentaria y aparece una nueva comunidad clímax basada en los cambios que se producen en los nichos ecológicos presentes. La adquisición de la microbiota bucal normal sigue un desarrollo ecológico específico, que va desde un pequeño número de especies pioneras hasta llegar a una comunidad clímax. El desarrollo involucra una sucesión alogénica, donde el desarrollo de la comunidad está influido por factores no microbianos, tales como la aparición de las piezas dentarias (tal es el caso de los *S. mutants* y *S. sanguis*, cuyo número aumenta con la edad) y una sucesión autogénica, donde los factores microbianos son responsables, tal como sucede con el aumento del número de anaerobios después de la aparición de las piezas dentarias. Se asocia con cambios en el medio, que se producen como resultado del metabolismo de las especies pioneras aerobias y anaerobias facultativas. Disminuye el potencial redox de la placa y crea condiciones óptimas para la colonización por parte de microorganismos anaerobios estrictos, tales como especies de *Fusobacterium*, *Bacteroides* y *Veillonella*. La cantidad y la calidad de los microorganismos que componen la comunidad clímax varía durante la vida de los individuos, de acuerdo con los factores que influyen en su desarrollo.

La clorhexidina es la droga más probada y ha demostrado efectividad sobre la placa bacteriana supragingival. El digluconato de clorhexidina es una sal muy soluble en agua, con afinidad por las proteínas ácidas presentes en la cavidad bucal. En bajas concentraciones tiene efecto bacteriostático, en altas concentraciones el efecto es bactericida. La clorhexidina bloquea los grupos ácidos de las glucoproteínas salivales, reduce la absorción a la hidroxiapatita y la formación de película adquirida, compite con el calcio y disminuye la adherencia bacteriana por fuerzas electrostáticas, impide que se adhieran a la hidroxiapatita y asimismo interfiere en el desarrollo y la producción de ácidos por parte de la placa dental. Los períodos cortos de aplicación de colutorios con clorhexidina reducen el número de bacterias en saliva entre un 50 y 90%. El máximo de reducción ocurre alrededor del quinto día. La utilización de estos productos en períodos más largos (+15 días) produce alteración de la flora normal bacteriana, promoviendo la disbiosis y la agregación de flora indeseable.

La propiedad más importante de la clorhexidina es su capacidad para dispensar y eliminar las acumulaciones de microbios ya establecidos.

DISBIOSIS CON HALITOSIS

Inulina .... 5 g

L-glutamina ....500 mg

Taurina...200 mg

Bromelina ....300 mg

Lactobacilos acidófilus (750 millones) ....300 mg

Lactobacilos rhamnosus (750 millones)...300 mg

Lisina ....450 mg

F.O.S. (fructuosa oligosacáridos)... 5 g

OBJETIVO

Aporte de probióticos

Aporte de prebióticos

Modulación de la inflamación

Fortalecimiento de la pared intestinal

HALITOSIS

La halitosis es un signo clínico caracterizado por mal aliento u olor bucal desagradable. Generalmente está provocada por bacterias y afecta al 25% de la población. Tiene una gran prevalencia en la población general. Se estima que más del 50% de las personas la padecen en algún momento de su vida.

Es muy frecuente presentar halitosis al despertar por la mañana, después de varias horas de sueño, cuando las estructuras de la boca han estado en reposo y la producción de saliva ha sido muy escasa. Es más frecuente en personas que superan los 50 años. Las causas de la halitosis pueden ser múltiples, desde escasa higiene bucal hasta enfermedades tan graves como el cáncer de pulmón, pasando por la gastritis crónica, aunque la gran mayoría tienen su origen en la propia boca. El mal olor de la boca suele producirse por descomposición bacteriana de restos de alimentos entre los dientes, por saliva, por sangre y por células de la mucosa oral que producen sustancias volátiles como ácidos grasos simples, como el ácido butírico, ácido propiónico, ácido valérico y componentes de sulfurados derivados de las proteínas, como la putrescina y cadaverina. Debido a esta producción de sustancias, más del 85-90% de las halitosis tienen su origen en la cavidad oral y, cuando no existe patología, suele ser por higiene bucal escasa.

En clínica se observa frecuentemente que una de las causas más comunes de halitosis es la gastritis crónica. El tratamiento correspondiente alivia o cura este síntoma. El tratamiento de la halitosis no resultante de otras enfermedades anteriormente mencionadas tiene distintas posibilidades: evitar el tabaco, alcohol, café y alimentos de intenso sabor u olor, como el ajo y la cebolla, que potencian la halitosis. Se recomienda beber entre uno y dos litros de agua al día para favorecer la producción de saliva. Cepillado dental, como mínimo tres veces al día o después de cada comida principal y, sobre todo, nunca olvidar antes de ir a dormir por la noche. El cepillado de los dientes debe realizarse en todas sus caras y también debe incluir el dorso de la lengua mediante rascadores linguales y gargarismo para limpiar dicha zona.

Se recomienda un cepillo dental suave si sangran las encías, colutorios bucales libres de alcohol (especialmente los que contienen agentes antisépticos) tras el cepillado o entre cepillados. Su eficacia es transitoria y no deberían sustituir al cepillado dental, sino complementarlo. Uso de seda dental, fundamental, para eliminar los restos de comida incrustados entre los dientes. Debe realizarse después de las comidas y antes del cepillado dental. Los chicles con xilitol, tienen cierto efecto bacteriostático debido a la neutralización teórica de los ácidos bacterianos.

Acudir a un odontólogo que explore la cavidad oral, todas las piezas dentarias y las encías es primordial. Es posible que aconseje una tartrectomía para eliminar el sarro y la placa bacteriana y trate las piezas dentales con caries o extraiga las piezas en muy mal estado. La halitosis es comúnmente causada por bacterias en la superficie de la lengua, como también por las bacterias comprometidas en cualquiera de las afecciones bucodentales. La microscopia muestra bacterias a lo largo de las células epiteliales, las cuales son lisas y escaladas.

HALITOSIS

L-glutamina ....500 mg
Bromelina ....350 mg
Vit. C .... 1 g
Zinc ....50 mg

OBJETIVO

Aporte enzimático
Aumenta cohesión pared intestinal
Inmunomodulación

ABSCESOS DENTALES

El absceso periodontal es una infección aguda que se considera una exacerbación de una enfermedad periodontal preexistente. En general, se trata de infecciones anaerobias mixtas, con un aumento significativo de los bacilos anaerobios gramnegativos. En casos de periimplantitis asociada a candidiasis, se han observado la formación de abscesos. El absceso periapical puede suceder como consecuencia de las periodontitis apicales. Si las reacciones de defensa son demasiado lentas o débiles, la infección evoluciona a través del hueso. El proceso afecta al hueso y avanza a través de los tejidos blandos, lo que da lugar a una celulitis. Finalmente, a partir de la infección ósea, de la celulitis, de la fascitis y del propio absceso se pueden producir fístulas con distintas posibilidades de drenaje. En los abscesos periapicales, el 75% de los microorganismos son anaerobios. *Prevotella* y *Porphyrormonas* son los aislados con mayor frecuencia. En las etapas tempranas de la infección pulpar, los microorganismos aerobios y anaerobios facultativos dominan la microbiota y utilizan la mayor parte del oxígeno disponible. La disminución progresiva en la concentración de oxígeno favorece el crecimiento de los anaerobios obligados. Desde el punto de vista nutricional, los productos finales del metabolismo de algunas especies microbianas pueden formar parte de la cadena alimenticia de otras. Algunos microorganismos producen enzimas tales como colagenasas, hialuronidasas, fibrinolisinas y proteasas, que posibilitan la difusión en los tejidos. Ciertos microorganismos también segregan enzimas que degradan a las proteínas plasmáticas involucradas en los mecanismos de defensa del hospedero. La habilidad de algunas especies de *Porphyrormonas* y *Prevotella* para destruir las inmunoglobulinas A (IgA) e inmunoglobulinas G (IgG) y activar el factor C3 del complemento es relevante. Se ha postulado que algunos microorganismos interfieren y evaden las defensas del hospedero. Hay presencia de neutrófilos, macrófagos, linfocitos, células plasmáticas y células epiteliales en las lesiones inflamatorias periapicales humanas. Durante la fase aguda hay una elevada concentración de neutrófilos y una concentración moderada de macrófagos; durante la fase crónica del proceso se acumulan linfocitos, macrófagos y células plasmáticas. Al principio, la pulpa dental se infecta y luego se vuelve necrótica, lo que proporciona un ambiente selectivo para una microbiota mixta, predominantemente anaerobia, en el tercio apical del conducto radicular. Una respuesta inicial aguda en el periápice generalmente es causada por bacterias que residen en el conducto radicular e invaden directa o indirectamente los tejidos periodontales. Estos microorganismos pueden provocar una respuesta aguda, intensa del hospedero, por lo común de escasa duración, que se acompaña de síntomas clínicos tales como dolor e hipersensibilidad a la percusión del diente. Cuando existe una infección extrarradicular, los monocitos y los macrófagos liberan mediadores tales como las prostaglandinas, que activan a los osteoclastos. Así es como la moderada resorción del hueso que circunda el periápice puede ser mayor y radiográficamente puede observarse un área radiolúcida. Además, los macrófagos activados pueden seguir produciendo una variedad de mediadores que intensifiquen la respuesta vascular local, la resorción ósea osteoclástica y degradación de las matrices extracelulares. La periodontitis apical incipiente puede remitir, intensificarse, formar abscesos, fistulizarse, difundir hacia el hueso (absceso alveolar) o volverse crónica. Por continuidad, especialmente a partir de procesos periapicales y periodontales, es como pueden producirse complicaciones tales como estomatitis, sinusitis, flemones, celulitis, osteomielitis, actinomicosis cervicofacial, botriomicoma o actinofitosis y abscesos cerebrales.

ABSCESOS

Bromelina ....300 mg
M.S.M. ....1 g
Rutina...150 mg
Vit. B3..300 mg
Vit. B6..300 mg
Vit. B1..150 mg
Zinc..50 mg
Vit. A .... 10.000 U.I.
Vit. E... 400 U.I.
Selenio...200 μg
Papaína..100 mg

OBJETIVO

Actividad enzimática
Modulación de linfocitos T y B
Actividad regenerativa tisular
Modulación inmunológica

IN ▼ UNOLOGÍA

El sistema inmunológico es como una moneda de dos caras. Por un lado, dependemos del sistema inmunológico para sobrevivir, por el otro, somos vulnerables a los trastornos de su función, que varían desde estados de inmunodeficiencia hasta enfermedades por hipersensibilidad. En pocas palabras, las alteraciones van desde aquellas causadas por inmunorreactividad «demasiado escasa» hasta las provocadas por inmunorreactividad «inapropiada» o «demasiado intensa». Para abarcar esta amplia gama se consideran los diferentes trastornos de la función inmunológica bajo los siguientes encabezados: mecanismos inmunológicos de lesión tisular, enfermedades autoinmunitarias y enfermedades por inmunosuficiencia. Es así como el sistema inmunológico constituye un verdadero sistema de defensa, que funciona como ente regulador entre el medio externo y el interno. La regulación genética de la respuesta inmunológica se manifiesta por medio de los genes (Ir, Is y A), que controlan las interacciones celulares, siendo los genes Ir los que determinan la capacidad de un individuo para responder a un elemento extraño; los genes Is controlan la estimulación de las células específicas supresoras y los genes A originan y regulan las moléculas receptoras de las membranas celulares, las que entrarán en contacto con las noxas. La resistencia del huésped dependerá entonces de la función integradora de la respuesta inmune o de la susceptibilidad genética del individuo. En el caso de la gingivitis y periodontitis, las observaciones imnunopatológicas indican que los tejidos gingivales contienen elementos necesarios para la respuesta humoral. En los sitios con infiltrado inflamatorio se encuentran células plasmáticas que contienen IgG, IgA, IgM e IgE, con predominio de IgG e IgM. Los anticuerpos locales y sistémicos se elaboran en respuesta a la microbiota del surco o bolsa periodontal. En 1906, **Von Piquet** propuso el término *alergia* para designar una desviación inmunitaria a una reacción cambiada o diferente de un cierto tipo de individuos. Las reacciones inmunoalérgicas han sido clasificadas por **Coombs y Gell**. Dicha clasificación comprende cuatro tipos de reacciones, aunque existen innumerables interconexiones entre ellas:

* Tipo I (anafiláctica).
* Tipo II (dependiente de anticuerpos).
* Tipo III (dependiente del complejo inmune).
* Tipo IV (citotóxica).

La hipersensibilidad tipo I o alergia aparece al producirse una respuesta de IgE exagerada frente a antígenos ambientales inocuos como, por ejemplo, polen y ácaros ambientales, a los que se denomina alérgenos. La alergia suele manifestarse en eventos rápidos, de modo que puede haber manifestaciones a pocos minutos del ingreso del alérgeno y que, según el órgano afectado, ocasionarán obstrucción bronquial (vías respiratorias), urticaria asociada o no, con dermatitis atópica (piel), dolor abdominal asociado o no, con diarrea (tracto digestivo) e hipotensión asociada o no, con *shock* (aparato cardiovascular). En ciertos individuos muy sensibilizados puede producirse una anafilaxia generalizada con efectos sistémicos, que pueden llevar a la muerte (broncoespasmo, obstrucción de faringe y laringe por edema, hipotensión y *shock*). En general, los pacientes que presentan las manifestaciones clínicas de la hipersensibilidad tipo I se denominan pacientes atópicos.

En odontología, la alergia más frecuente para
el operador es la del látex (caucho o hule)

La alergia al látex es una reacción cutánea mediada por células presentes en la epidermis, manifiesta como eccema y dermatitis. El mecanismo inmunológico es de hipersensibilidad retardada, donde el antígeno es un hapteno que entra en la piel y se pega a alguna proteína propia, desencadenando así la reacción. Existen sustancias o elementos de uso odontológico que pueden ser alérgenos. En muchos enfermos actúan como alérgenos los anestésicos, ciertos antimicrobianos específicos, los antisépticos y los desinfectantes, los compuestos con dipirona, los colorantes, los guantes o la goma dique de látex y los acrílicos. Las respuestas pueden ser de tipo I, III y tipo IV, de aquí la importancia de la historia clínica y adecuada anamnesis.

PACIENTE INMUNODEPRIMIDO

Vit. D3 .... 2.000 U.I.

Manganeso .... 1 mg

Zinc .... 50 mg

Selenio .... 200 µg

Omega 3 .... 500 mg

Arginina .... 300 mg

Lisina .... 400 mg

Vit. C .... 1 g

Vit. E .... 400 U.I.

Theanina .... 150 mg

OBJETIVO

Modulación de linfocitos T y B
Aumenta la producción de fagocitos
Inmunomodulación

ALERGIA INESPECÍFICA

Ubiquinona .... 80 mg

M.S.M. .... 1 g

Zinc. .... 50 mg

Selenio .... 200 µg

Vit. C .... 1 g

Vit. E .... 400 U.I.

Magnesio .... 300 mg

OBJETIVO

Acción anafiláctica
Inmunomodulación

PACIENTE CON FRAGILIDAD CAPILAR

Vit. K ....5 mg
Rutina...300 mg
Vit. C .... 1 g
Zinc...50 mg

OBJETIVO

Disminución permeabilidad vascular
Aumento de la resistencia endotelial
Acción procoagulante
Sustento de la estructura basal de los capilares sanguíneos

SISTE ▾ A OSTEOARTICULAR

La articulación temporomandibular (ATM) es una diartrosis bicondílea, constituida por los mismos elementos anatómicos que cualquier otra articulación del cuerpo, pero debido a su ubicación y a las peculiaridades de los movimientos que realiza se la debe considerar como una unidad funcional dentro de un contexto anatomofuncional mayor, como el de la cabeza y cuello. Desde este punto de vista se puede afirmar que está involucrada en múltiples tareas: masticación, deglución, respiración, audición y fonación. En definitiva, la ATM debe ser considerada como parte integrante de un sistema complejo formado por otros huesos, músculos, fascias, piezas dentarias, glándulas salivales, elementos vasculares, linfáticos y nerviosos. Por lo tanto, para una correcta semiología de la ATM se deberá tener presente el concepto de «unidad funcional». Se logrará así una comprensión global y acabada de los factores etiológicos que inducen al desequilibrio del sistema, la patogenia de los desórdenes craneomandibulares (DCM) y, por último, lograr un diagnóstico que permitirá la aplicación de un tratamiento eficaz. La etiopatogenia de los desórdenes craneomandibulares (DCM) engloba distintas alteraciones que pueden afectar a uno o varios componentes del sistema de estudio, a la vez o de manera progresiva. Las estructuras afectadas pueden ser tanto las partes blandas como óseas de la ATM o distintos grupos musculares, a saber: músculos masticadores, faciales y del cuello. Cuando ocurre una pérdida de la relación normal malar/esternal (pérdida de relación entre la posición de la cabeza, columna cervical, cintura escapular y el hioides), se denomina desorden craneovertebral (DCV). Se trata de un articulación compleja donde, al abrir la boca, los primeros 22 mm son mediante rotación y luego los cóndilos se trasladan sobre el cartílago de la fosa glenoidea. El grado de apertura de la boca necesita medirse de manera objetiva. Se ha propuesto un instrumento sencillo para medir esta apertura, el cual se introduce entre los dientes en la línea media. La manifestación más frecuente del dolor en la ATM es la disfunción temporomandibular (DTM), también llamada síndrome temporomandibular (STM), siendo este cuadro artrálgico variable según etiología, tejidos afectados y causas predispuestas o determinantes. Inicialmente cursa con dolor inicial, localizado en los músculos masticadores, especialmente el temporal y el masetero, debido a contracciones sostenidas. Esta actividad muscular determina hipersensibilidad en otros músculos, con posibilidad de establecerse dolor diferido. El conjunto y la variedad de signos y síntomas determinaron la descripción del síndrome de disfunción y dolor temporomandibular. Este trastorno cursa con dolor sordo, gradual y severo en la región del oído, con irradiación hacia la zona temporal lateral y la cara. Se agrava durante la «oclusión normal» (por lo general ya se encuentra alterada). La apertura bucal se va limitando en forma gradual y con frecuencia se percibe un chasquido o crepitación audible y palpable de la ATM. Alteraciones en el sueño y bruxismo nocturno o diurno son también frecuentes. El dolor de la ATM se debe a alteraciones extracapsulares, donde encontramos disfunción de los músculos masticadores, o bien intracapsulares, con cambios degenerativos, subluxación y desplazamiento meniscal. Existen numerosos músculos que operan la mandíbula y en ellos se originan muchos de los síntomas de dolor fascial. Se clasifican como trastornos musculares. El término «síndrome de la ATM» probablemente se debe abandonar, porque implica una causa común de este síndrome doloroso. Este hecho rara vez se observa, ya que muchos pacientes tienen dolor y disfunción sin enfermedad articular orgánica o disfunción articular. También puede suceder lo opuesto. Un término más apropiado para el síndrome de ATM probablemente sería «síndrome disfuncional de dolor miofascial de la articulación temporomandibular». La incidencia de este síndrome es más común en mujeres de 30-60 años, siendo la proporción de 4:1 para alteración miogénica y 9:1 para la alteración interna.

TRASTORNOS TEMPOROMANDIBULARES
Alteración de forma
Desplazamiento del disco con reducción/ sin reducción
Inflamación
Hipermovilidad
Osteoartrosis
Poliartritis con trastornos del tejido conjuntivo
Anquilosis ósea/fibrosa
Luxación

Los pacientes que tienen una propensión a los síntomas articulares más que a la disfunción muscular dolorosa presentan chasquido, crepitación y bruxismo. Por lo general, estos pacientes finalmente muestran cambios en los estudios de IRM. La disfunción neuromuscular precede (de hecho, inicia y agrava) a la patología articular estructural final. Dentro de las fibromialgias, la muscular se toma como tal cuando la sintomatología es bilateral, y la articular cuando es unilateral. El tipo masticatorio generalmente también se relaciona con la función y existen puntos dolorosos detectados dentro de los músculos masticatorios con un arco limitado de movimiento de la mandíbula. Aquí no suele haber crepitación. Todavía no se resuelve si estas anormalidades dentales son primarias o secundarias. Esta cuestión supone que la disfunción muscular y la asimetría pueden finalmente ocasionar alineación dental orgánica, en tanto que el concepto original de la ATM era la desviación de la oclusión que procedía e iniciaba el trastorno temporomandibular final, incluyendo el trastorno muscular.

SÍNDROME DE LA ARTICULACIÓN TEMPOROMANDIBULAR (ATM)

Vit. C .... 1 g
Vit. B1 .... 150 mg
Taurina .... 200 mg
Ácido pantoténico .... 500 mg
Lisina .... 400 mg
Theanina .... 150 mg
Melisa .... 200 mg
Valeriana .... 200 mg
Calcio lactato .... 300 mg
Inositol .... 500 mg
SAMe .... 400 mg
Papaína .... 100 mg

OBJETIVO

Antiestrés
Analgesia
Relajación muscular
Ansiolítico

RETARDO DE LA CICATRIZACIÓN ÓSEA

Vit. D3 .... 1500 mg
Calcio lactato ....300 mg
Magnesio ....300 mg
M.S.M. .... 1 g
Zinc ....50 mg
Selenio ....200 µg
Vit.B1 ....150 mg
Vit. B3 ....300 mg
Vit. B6 ....300 mg
L-arginina ....300 mg
Ácido pantoténico ....500 mg
Vit. K ....3 mg

OBJETIVO

Aumento de la vascularización
Estimulación de la osteocalcina
Disminución de la actividad osteoclástica
Inmunomodulación

OSTEO ▼ ALACIA

Se conoce como osteomalacia a la enfermedad que afecta al hueso y se caracteriza porque este se encuentra desmineralizado. La causa más frecuente es un déficit de vitamina D. Cuando la osteomalacia afecta a niños se denomina *raquitismo*. No debe confundirse la osteomalacia con la osteoporosis, que es otra enfermedad diferente y que también afecta al hueso. La causa más frecuente de osteomalacia es una deficiencia de vitamina D, que puede tener muchos orígenes: déficit nutricional, falta de exposición a la luz solar, mala absorción por enfermedad celíaca o *enfermedad de Crohn*, enfermedad del hígado o enfermedad renal. También puede provocar osteomalacia la deficiencia de calcio en la dieta, la resistencia congénita a la acción de la vitamina D y la deficiencia de fosfato por incremento de las pérdidas renales debida a enfermedad tubular renal, como en el *síndrome de Fanconi* o la *enfermedad de Dent*. El síntoma más común es dolor, que se origina en los huesos, principalmente la pelvis, columna vertebral y costillas. También pueden observarse deformidades de los huesos del tórax y disminución de los niveles de calcio en sangre, que en ocasiones provocan tetania. Existe predisposición a las fracturas, tanto de columna vertebral como de fémur y otros huesos. Por un lado las diferencias entre osteomalacia y raquitismo radican en que el raquitismo afecta a los niños que tienen huesos en fase de crecimiento, mientras que la osteomalacia es una enfermedad del adulto que ya ha desarrollado su sistema óseo y alcanzado la estatura definitiva. En ambos trastornos el problema se debe a la falta de mineralización del hueso, es decir, el tejido óseo carece de suficientes sales de calcio, por lo que es frágil y propenso a deformarse. Por otro lado las diferencias entre osteomalacia y osteoporosis radican en que en la osteoporosis existe una disminución de la masa ósea, pero la composición del hueso entre matriz ósea y el fosfato cálcico (que la mineraliza) es equilibrada. En la osteomalacia, la matriz ósea del hueso es normal, pero su mineralización es deficiente. Ambas enfermedades ocasionan predisposición a las fracturas. Sin embargo, el origen del mal y el tratamiento son diferentes.

OSTEOPENIA

Calcio lactato...500 mg

Magnesio ....500 mg

Vit. D3...2.500 U.I.

Boro ....1 mg

Ubiquinona...100 mg

Zinc...50 mg

Vit. K ....2 mg

Lisina ....400 mg

Cobre...1 mg

Vit. K ....2 mg

OBJETIVO

Acelera la actividad osteoblástica

Aumenta la fijación del calcio en los huesos

Estimulación de la matriz ósea

Estimulación de la osteocalcina

PROBLE▼AS CON I▼PLANTES

La *periimplantitis* es un proceso inflamatorio destructivo que afecta a los tejidos blandos y duros que rodean a los implantes dentales. Los tejidos blandos se inflaman, mientras que el hueso alveolar (tejido duro) que rodea al implante con fines de retención, se pierde con el tiempo. La pérdida ósea involucrada en la periimplantitis diferencia esta condición de la perimucositis, una reacción inflamatoria reversible que involucra solo a los tejidos blandos alrededor del implante. La periimplantitis no se presenta de la misma manera para todos los pacientes.

Desde la perspectiva del paciente, puede notar aflojamiento o tambaleo del implante. Este síntoma no suele presentarse en las primeras etapas de la periimplantitis, ya que el implante todavía se fusionará con el hueso en sus aspectos más profundos. Es más probable que el paciente note sangrado mientras se cepilla los dientes. Un paciente también puede notar hinchazón alrededor del implante, mal aliento y/o mal sabor. Clínicamente, la periimplantitis implica inflamación de los tejidos blandos y destrucción del hueso, por lo tanto, generalmente hay evidencia de pérdida ósea (evaluada por una radiografía) y sangrado cuando se sondean los tejidos cercanos, siendo esto un hallazgo común para la inflamación de los tejidos blandos. Ha habido informes de pérdida ósea sin ningún signo acompañante de inflamación de los tejidos blandos. Sin evidencia de pérdida ósea, el diagnóstico se limita a la *perimucositis*. Otras características reportadas incluyen dolor e hiperplasia gingival. Se cree que el dolor es un síntoma raro y generalmente está relacionado con una infección aguda. Los estudios en muestras humanas y animales revelan que la presencia de placa y su conglomeración alrededor de los tejidos concluían invariablemente en la inflamación alrededor del tejido blando periimplantario. Para encontrar la patología de la periimplantitis, se compararon los experimentos con la perimucositis y se descubrió que en la periimplantitis había más granulocitos neutrófilos y una mayor proporción de células B (CD19). De manera similar, en periodontitis, las lesiones de periimplantitis contenían muchas células plasmáticas y linfocitos, sin embargo, hubo una mayor proporción de células de macrófagos y células leucocíticas.

OSTEOGÉNESIS POST IMPLANTE ODONTOLÓGICO

Lisina ....400 mg
Cobre...1 mg
Vit. K ....3 mg
Calcio lactato...400 mg
Ubiquinona...100 mg
Zinc..50 mg
Vit. B3..350 mg
Selenio...200 µg
M.S.M...1,5 g
Boro ....1 mg
Vit. D3 .... 1.500 U.I.

OBJETIVO

Inmunomodulación
Aumento de la actividad de la osteocalcina
Mayor regeneración del tejido de la encía

Referencias Bibliográficas

Avello; Suwalsky, M.: *Radicales libres, estrés oxidativo y defensa antioxidante celular*, en Ciencia Ahora, 2006.

Ames, B.N.; Shigenega, M.K.; Hagen, T.M.: *Oxidants, Antioxidants, and the degenerative disease of aging.* Proceedings of the National Academy of Sciences (USA), 90: 7915-22. 1993.

Adams, J.S.; Liu, PL.T.K.; Modin, R.L.; Hewison, M.: *Vitamin D in defense of the human immune response.* En Annals of the New York Academy of Sciences, 1117: 94-105. 2007.

Alexander, J.: *Selenium.* En Novartis Foundation Symposium, 282: 143-149. 2007.

Atkins, Robert.: *Dr. Atkins Vita-nutrient solution*, Pocket Books. 2002.

Aggarwal, J. et al.: *Probiotics and their Effects on Metabolic Diseases: An Update.* En J Clin Diagn Res., 7 (1): págs. 173-177. 2013.

Baumler, A.J. y Sperandio, V.: *Interactions between the microbiota and pathogenic bacteria in the gut.* En Nature, 535, págs. 85-93. 2016.

Ball, G.F.M.: *Vitamins. Their role in the human body.* Blackwell Publishing Ltd. Oxford. 2004.

Bender, D.A.: *Nutritional Biochemistry of the vitamins.* 2nd. Edition, Cambridge University Press, Cambridge, 2003.

Bailey, L.B.: *Folic Acid.* Zempleni, J.; Rucker, R.B.; McCormick, D.B.; Suttie, J.W. (eds) En Handbook of Vitamins, 4th edition, pp. 385-412, CRC Press, Boca Ratón. 2007.

Bates, C.J.: *Thiamine.* En Zempleni, J.; Rucker, R.B.; MacCormick, D.B.; Suttie, J.W. (eds). En Handbook of Vitamins, 4th edition, pp. 253-287, CRC Press, Boca Ratón. 2007.

Berridge, M.J.; Bootman, M.D.; Roderick, H.L.: *Calcium Signalling: Dynamics, Homeostasis and Remodeling.* En Nature Reviews. Molecular Cell Biology, 4: 517-529. 2003.

Banhegyl, G.; Benedetti, A.; Mandl, J.: *Stress and Redox.* En FEBS Letters, 581: 3634-3640. 2007.

Boveris, A.A.: *La evolución del concepto de Radicales Libres en Biología y Medicina.* En Ars. Pharmaceutica, 46, pp. 85-95. 2005.

Barbalhos, S.M.; Becharra, M.D.; Quesada, K.R.; Goulart, R.A.: *Papel de los ácidos grasos Omega 3 en Medicina.* (Ribeiro Preto) 44 (3): 234-40. 2011.

Bested, A.C.; Logan, A.C.; Selhub, E.M.: *Intestinal microbiota, probiotics and mental health: From Metehnikoff to modern advances: Part II-Contemporary Contextual Re- search.* En Gut PLathog, 5 (1), p. 3. 2013.

Bradena, José Luis: *Terapia ortomolecular.* Arabo Editorial. 2002.

Bengmark, S.: *Integrative Medicine and Human Health- The Role of Pre-and Synbiotics.* En Clin Transl Med., 1(1): pág. 6.

Barja, G.: *Radicales Libres de origen mitocrondrial y longevidad.* En la Real Academia Nacional Farmacia. 2005.

Cashman, K.D.: *Diet, nutrition, and bone health.* En Journal of Nutrition, 137 (suppl.): 2505S-2512S. 2007.

Concolino, Alberto: *Radicales libres y stress oxidativo.* Revista de Bioquímica Médica y Ortomolecular. San Pablo (Brasil). 2007.

Castello, R.B.; Nielsen, F.: *Interpreting Magnesium status to enhance clinical care: key indicadors.* En Curr Opin Clin Nutr Metab care, 20(6): 504-511. 2017.

Castiglioni, S.; Cazzaniga, A.; Albisetti, W.; Maier, J.A.: *Magnesium and osteoporosis: current state of knowledge and future research directions.* En Nutrients, 5 (8): 3022- 3033. 2013.

Carr, A.C.; Frei, B.: *Toward a new recommended dietary allowance for vitamin C status in adults.* En Am. J. Public Health, 79: 156-62. 1989.

Cardenas, E.: *Molecular aspects of medicine.* Elsevier. 2004.

Carrasco, B.R.; Cordero, M.; Fernández, E.B.-Medimay. Revcmhabana.sldcu. 2003.

Chaitow, Leon; Trener, Natash: *Probiotic.* Thorsons, 1990.

Den Besten, G.; van Eunen, K.; Groen, A.K.; Venema, K.; Reijngoud, D.J.; Bakker, B.M.: *The role of short chain faty acids in the interplay between diet, gut microbiota, and host energy metabolism.* En J. Lipid Res., 54: 2325-2340.2013.

Donalson, G.P.; Lee, S.M. y Mazmanian, S.K.: *Gut biogeography of the bacterial microbiota.* En Nat. Rev. Microboil., 14: 20-32. 2016.

Debier, C.; Larowdelle, Y.: *Vitamins A and E metabolism, roles and transfer to offspring.* En British Journal of Nutrition, 93: 153-174. 2005.

Depeint, F.; Bruce, W.R.; Shangari, N.; O'Brien, P.J.: *Mitochondrial Function and Toxicity: Role of the Vitamin B Family on Mitochondrial energy Metabolism.* En Chemico-Biological Interactions, 163: 94-112. 2006.

Disilvestro, R.A.: *Handbook of Minerals Nutritional Suplements.* CRC Press, Boca Ratón. 2004.

D'Autréaux, B.; Toledano, M.B.: *ROS as signalling molecules: mechanism that generate specificity in ROS homeostasis.* En Nature Reviews Molecular Cells biology, 8: 813-834. 2007.

Dowds, C.M. y col.: *Control de la homeostasis intestinal a través de la transferencia entre células T asesinas naturales y la microbiota intestinal.* En Clin Immunolog. 2015.

Dutton, P.L.; Ohnishhi, T.; Darrouzet, E.; Leonard, M. A.; Sharpl, R.E.; Cibney, B.R.; Daldal, F.; Moser, C.C.: *4 Coenzyme Q oxidation reduction reactions in mitocondrial electron transport.* En Kagan, V.E.; Quinn, P.J.; edits *Coenzyme Q: molecular mechanisms in health and disease.*

Boca Ratón: CRC Press. Pp. 65-82. 2000.

Frassinetti, S.; Bronzetti, G.J.; Caltavuturo, L.; Cini, M.; Croce, C.D.: *The role of Zinc in life: a review.* En Journal of Environmental Pathology, Toxicology and Oncology, 25: 597-610. 2006.

Ferreira, C.M., et al.: *The central role of the gut microbiota in chronic inflammatory diseases.* En J. Immunol Res. 2014.

Ferreira, R.: *¿Qué son los Radicales Libres?* En Antioxidantes y Calidad de vida, 1, 6-8. 1999.

Furness, J.B. et al.: *The intestine as a Sensory Organ: Neural, Endocrine, and Immune response.* En Am. J. Physiol. Gastrointest Liver Physiol., págs. G922-G928. 1999.

Gensollen, Tomas et al.: *How colonization by microbiota in early life shapes the immune system.* Science. 2016.

Gropper, S.S.; Smith, J.L.; Grote, J.L. (eds): *The antioxidant nutrients reactive species, and disease.* En Advanced Nutrition and Human Metabolism, 4th. edition, pp. 368-377. Thomson Wadswurth, Belmont, C.A. 2005.

Gershman, Rebeca: *Historical Introduction to the Free Radical Theory of oxygen toxicity.* En Oxygen and Living Proceses: An Interdisciplinary Approach, Gilbert, D.L. (Ed.). New York: Springer Verlag, 44-46. 1981.

García, P.: *Inflamación.* En Rev. R. Acad. Cienc. Exact. Fis. Nat. (España), 102 (1): 91-159. 2008.

Hill, D.R. y Newburg, D.S.: *Clinical applications of bioactive milk components.* En Nutre Rev., 73, págs. 463-476. 2015.

Hicks, J.; García Godoy, F.; Flaitz, C.: *Biological factor in dental caries: role of remineralization and fluoride in the dynamic process of demineralization and remineralization.* En The Journal of Pediatric Dentristy, 28: 203-214-28: 119-124. 2004.

Horne, R. y col.: *Interacción microbio y huésped en la homeostasis gastrointestinal.* En Psicofarmacología (Berl). 2019.

Hasturk, H.: *RvE1 protects from local inflammation and osteoclast mediated bone destruction in periodontitis.* FA- SEB J. 2006.

Hoffer, Abraham y Walter Morton: *La Nutrición Ortomolecular.* Ediciones Obelisco. 1998.

Hambidge, M.: *Human zinc deficiency.* En J Nutr. 130 (55 suppl): 1344S-1349S.2000.

Hambidge, M. et al.: *Zinc deficiency: a special challenge.* En J Nutr. 2007.

Hanioka, T. et al.: *Effect of topical application of Coenzyme Q10 on adult periodontitis.* En Mol. Aspects Med. 15 (Suppl): S241-8. 1994.

Krinsky, N.I.; Johnson, E.J.: *Carotenoid action and their relation to health and disease.* En Molecular Aspect of Medicine, 26: 459-516. 2005.

Kaneri, M.; Mosoi, T.; Ouchi, Y.; Orimo; H.: *Pleiotropic actions of vitamin K: protector of bone heath and beyond.* En Nutrition, 22: 845-852. 2006.

Kayama, H. y col.: *Funciones de las células inmunitarias innatas y las bacterias comensales en la homeostasis intestinal*. En J. Biochem. 2016.

Klinger Hernández, Julio César M.D.: *Psiconeuroinmunología, estrés y respuesta inmune*. Univ. de Cauca. 2003.

Kanczler, J.M.; Oreffo, R.O.C.: *Osteogenesis and Angiogenesis: the potential for engineering bone*. En Eur Cell Mater 15: 100-14. 2008.

Knapen, M.H. et al.: *Vitamin K induced changes in markeers for osteoblast activity and urinary calcium loss*. En Calcif. Tissue Int 53: 81-5. 1993.

King, J. C.: *Zinc: and essencial but elusive nutrient*. En Am. J. Clin Nutr. 94 (2): 6795-6845. 2011.

Kedziora, J.: *Journal of Free Radical Biology and Medicine*.1998.

Lips, P.: *Vitamin D physiology*. En Progress in Biophysis and Molecular Biology, 92 (1): 4-8. 2006.

Lau, K.H.; Baylink, D.J.: *Molecular mechanism of action of fuoride in bone cells*. En Journal of Bone and Mineral Research, 13: 1660-1667. 1998.

Larmonier, C.B., et al.: *T Lynphocyte dynamics in inflammatory bowel diseases: Role of the microbiome*. En Bio- med. Res. Int. 2015.

López, L.N.: *La regulación del Factor de transcripción NF-KB, un mediador molecular en el proceso inflamatorio*. En Rev. Invest. Clin. (México) 56 (1): 83-92. 2004.

Lemos, A.: *Medicina Natural y Ortomolecular*. Ed. Gráfica Gamboa. 2006.

Lodish Berk: *Biología Celular y Molecular*. Ed. Panamericana. 2003.

Lamprecht, M. et al.: *Probiotic Supplementation effects of intestinal barrier, oxidation, and inflammation in trained men; a randomized, double blind, placebo controlled trial*. En J. Int. Soc. Sports Nutr. 9 (1), p. 45. 2012.

Liede, K. et al.: *Long term supplementation with alpha tocopherol and beta carotene and prevalence of oral mucosal lesions in smokers.* En Oral Dis 4: 78-83. 1998.

Li, Z.; Vance, D.E.: *Phosphatidycoline and choline homeostasis.* En J Lipid Life 49 (6): 1187-1194. 2008.

Litarru, G.P. et al.: *Deficiency of Coenzyme Q10 in gingival tissue from patients in the periodental disease.* En Proc Nat Acad. Sci. U.S.A. 68 (10): 2332-5. 1971.

Moscheta, Antonio.: *Tu Metabolismo.* Ediciones Obelisco. 2019.

McGrane, M.M.: *Vitamin A regulation of gene expression molecular mechanisms of a prototype gene.* En The Journal of Nutritional (Biochemistry, 18: 497-508. 2007.

Miller, J.W.; Rogers, L.M.; Rucker, R.B.: *Ácido Pantoténico.* En Bowman, B.A.; Russell, R.M. (eds), Conocimientos actuales sobre nutrición, 4ta. Edición, pp. 276-283, Organización Panamericana de la Salud, Washington. 2007.

Middenport, S. y col: *Células NKT en inmunidad mucosa.* En Immunol mucoso. 2009.

Martínez Sánchez, G.: *Especies reactivas del oxígeno y balance redox. Parte 1: Aspectos básicos y principales especies reactivas del oxígeno.* En revista Cubana de Farmacia 39, 1-11. 2005.

Miquel, J. et al.: *Estrés oxidativo y suplementación an- tioxidante de la dieta en el envejecimiento, la aterosclerosis y la disfunción inmunitaria.* En Ars Pharmaceutica 45, 91- 109. 2004.

Miller, E.R.; Pastor-Barriuso, R.; Datal, et al.: *Meta-analysis: high dosage vitamin E supplementation may increase cause mortality.* En Ann Intern Med 142: 37-46. 2005.

Markley, H.G.: *Coenzyme Q10 and Riboflavin: the mitochondrial connection.* En Headache (Review). 52 Suppl. 2: 81-7. 2012.

McRee, J.T. et al.: *Therapy with Coenzyme Q10 for patients with periodontal disease.* En J Dent Health 43 (5): 659-666. 1993.

Mayer, E.A.: *Gut feelings: the emerging biology of Gut-Brain communications.* En Nat Rev Neurosci, 12 (8): págs. 453-466. 2011.

Neish, A.S.: *Microbes in gastrointestinal heath and disease.* En Gastroenterology, 136, págs. 65-80. 2009.

Olszewer, Efraín: *Tratado de Medicina Ortomolecular y Bioquímica Médica.* Ed. Icone. 2002.

Oxilia, Rosa Mayor: *Estrés oxidativo y sistema de defensa antioxidante.* En Revista del Instituto de Medicina Tropical 5(2): 23-27. 2014.

Palmer, C. et al.: *Development of the human infant intestinal microbiota.* En PLoS. Biol. 2007.

Prasad, A.S.: *Discovery of human Zinc deficiency: 50 years later.* En J. Trace Elem. Med. Biol.; 26 (2-3): 66-69. 2012.

Roberts, Arthur J.; O'Brien, Mary E.; Subak Sharpe Genel.: *Nutricéuticos.* Ediciones Robin Book. Barcelona. 2003.

Reichrath, J. et al.: *Vitamins as hormones.* En Hormones and Metabolic Research, 30: 71-78. 2007.

Rude, R.K.; Shils, M.E.: *Magnesium.* En Modern Nutrition in Health and Disease. 10th edition, pp. 223-247. 2006.

Robinson, C. et al.: *The effect of fluoride on the developing tooth.* En Caries Research, 38: 268-276. 2004.

Recker, R.R.; Hinders, S.; Davies, K.M. et al.: *Correcting calcium nutritional deficiency prevents spine fractures in elderly women.* En J Bone Miner 11: 1961-6. 1996.

Roberfroid, M. et al.: *Prebiotic effects: metabolic and health benefits.* En Br J Nutr. 104 (Supl. 2): págs. S1-S63. 2010.

Singh, U.; Devaraj, S.; Jialal, L.: *Vitamin E, oxidative stress and inflammation.* En Annual Review of Nutrition, 25: 151-174. 2005.

Sekler, I. et al.: *Mechanism and regulation of cellular Zinc transport.* En Molecular Medicine 13: 337-343. 2007.

Seki, H. et al.: *Resolvins as Regulators of the Immune System Review Special Issue: Resolution of Acute Inflammation and the Role of Lipid Mediators.* En The Scientific World Journal. 10: 818-31. 2010.

Sananes, Luis: *Alimentación Fisiológica.* Ed. Distal. 2007.

Scott, C.: *La oxidación atmosférica y antioxidantes.* Nueva York. Elsevier. 1965.

Simopoulos, A.P.: *Omega 3 Fatty Acids in inflammation and autoimmune diseases.* En J. Am. Coll. Nutr. 21(6), pp. 495-505. 2002.

Steenbergen, L.; Sellaro, R.; Van Hemert, S.; Bosch, J.A.; Colzato, L.S.: *A randomized controlled trial to test the effect of multispecies probiotics on cognitive reactivity to sad mood.* En Brain Behav. Immun 48, pp. 258-264. 2015.

Smith, E.L. et al.: *Calcium supplementation and bone loss in middle aged women.* En Am J Clin Nutr. 50: 833-42. 1989.

Tamburini, S.; Shen, N.; Wu, H.C. y Clement, J.C.: *The Microbiome in early life: implications for health outcomes.* En Nat. Med., 22, págs. 713-722. 2016.

Traber, M.G.; Atkinson, J.: *Vitamin E, antioxidant and nothing more,* en Free Radical Biology and Medicine, 43: 4-15. 2007.

Tillisch, K. et al.: *Consumption of fermented milk product with the probiotic modulates brain activity.* En Gastroenterology. 144 (7), pp. 1394-1401. 2013.

Tang, W.H.; Wang, z.; Levison, B.s. et al.: *Intestinal microbial metabolism of phosphatidycholine and cardiovascular risk.* En N Engl J Med.; 368 (17): 1575-1584. 2013.

Trevisson, E.; Dimauro, S.; et al.: *Coenzyme Q deficiency in muscle.* En Curr. Opin.Neurol. 24 (5): 449-456. 2011.

Terras, Stephen.: *Candidiasis.* Ediciones Tutor. 1996.

Underwood, M.A. et al.: *Neonatal intestinal dysbiosis.* En J. Perinatol. 2020.

Ueland, P.M.: *Choline and Betaine in health and disease.* en J Inherit Metab Dis.; 34 (1): 3-15. 2011.

Vasto, S. et al.: *Zinc and inflammatory/immune response in aging.* En Annalsof the New York Academy of Sciences, 1100: 111-122. 2007.

Vieth, R.: *Vitamin D supplementation, 25 hydroxyvitamin D concentration and safety.* En Am J Clin Nutr. 69: 842-56 (review). 1999.

Volpe, S.L.: *Magnesium.* En Erdman Jr. J.W.; MacDonald, I.A.; Ziegler, E.E. eds. Present Knowledge in Nutrition. 10th ed: ILSi Press; 459-474. 2012.

Vormann, J.: *Magnesium: Nutrition and Homeostasis.* En AIMS Public Health, 3 (2): 329-340. 2016.

Urese de, M.; Schrezenmeir, J.: *Probiotics, Prebiotics, and Synbiotics.* En Adv. Biochem Engin/Bliotechnol. 2008.

Wu, J.H.; Croft, K.D.: *Vitamin E metabolism.* En Molecular Aspects of Medicine, 28: 437-452. 2007.

Wolf, F.L. et al.: *Cell pathophysiology of Magnesium.* En Clinical Science, 114: 27-35. 2008.

Wachterman, Melisa: *Psychoneuroimmunology: Bi-Directional interactions between the brain and the nervous system.* First Web Report Serendip. 2006.

Zingg, J.M.: *Vitamin E: and overview of major research directions.* En Molecular Aspects of Medicine, 26: 400-422. 2007.

Zeissig, S. et al.: *Commensal microbial regulation of natural killer T at the frontiers of the mucosal immune system.* En FEBS letter. 2014.

Ygnarro, Luis.: *Óxido Nítrico.* Ed. Lumen. 2005.